◎ 健康中国系列丛书

口腔健康知识问答

主 编 赵增毅 赵 哲

科 学 出 版 社

北 京

内 容 简 介

本书提出并回答了全生命周期的口腔健康问题，全书共五章721问，对口腔的结构和功能，儿童青少年时期牙齿生长发育过程中的应对策略、出现问题后的处置措施，中老年人群常见口腔疾病，以及肿瘤、罕少见疾病的诊治，糖尿病与口腔疾病的相互关系，维护口腔健康、牙齿健康的有关知识等进行了详尽的解答。

本书内容丰富，解答详尽，通俗易懂，适合广大关注口腔健康的读者及基层医务人员学习参考。

图书在版编目（CIP）数据

口腔健康知识问答 / 赵增毅，赵哲主编 . -- 北京 : 科学出版社，2024. 12. -- ISBN 978-7-03-080296-5

Ⅰ. R78-44

中国国家版本馆 CIP 数据核字第 20247RV325 号

责任编辑：于 哲 / 责任校对：张 娟
责任印制：师艳茹 / 封面设计：龙 岩

科学出版社 出版
北京东黄城根北街 16 号
邮政编码：100717
http://www.sciencep.com
三河市春园印刷有限公司印刷
科学出版社发行 各地新华书店经销
*
2024 年 12 月第 一 版 开本：880 × 1230 1/32
2024 年 12 月第一次印刷 印张：7 1/2
字数：204 000
定价：75.00 元
（如有印装质量问题，我社负责调换）

编者名单

主　编　赵增毅　河北省石家庄市第二医院
河北省糖尿病基础医学研究重点实验室
赵　哲　河北省石家庄市第二医院
河北省糖尿病基础医学研究重点实验室
石家庄市口腔临床医学研究中心

副主编　（排名不分先后）
梁晓龙　河北省石家庄市第二医院
石家庄市口腔临床医学研究中心
牛家慧　河北省石家庄市第二医院
石家庄市口腔临床医学研究中心
王会超　河北省石家庄市第二医院
石家庄市口腔临床医学研究中心
王　芸　河北省石家庄市第二医院
张丽茹　河北省石家庄市第二医院
刘敬涛　河北省石家庄市第二医院
石家庄市口腔临床医学研究中心
张莉莉　河北省石家庄市第二医院
石家庄市口腔临床医学研究中心
王秀粉　河北省石家庄市第二医院
李宏斌　河北省石家庄市第二医院

编　者　（按姓氏汉语拼音排序）
安维康　河北省石家庄市第二医院

蔡　宇　北京大学口腔医院
柴国超　河北省石家庄市第二医院
陈敏霞　河北省石家庄市第二医院
崔　鑫　河北省石家庄市第二医院
邓倩澜　河北省石家庄市第二医院
丁　奕　河北省石家庄市第二医院
丁沛璇　河北省石家庄市第二医院
杜梦雅　河北省石家庄市第二医院
段昀希　河北省石家庄市第二医院
樊少昕　河北省石家庄市第二医院
冯丽媛　河北省石家庄市第二医院
何思远　河北省石家庄市第二医院
黑士圆　河北省石家庄市第二医院
胡莉芳　河北省石家庄市第二医院
贾玉保　河北省石家庄市第二医院
孔宣婷　河北省石家庄市第二医院
李然琪　河北省石家庄市第二医院
李玉璞　河北省石家庄市第二医院
刘　美　河北省石家庄市第二医院
刘　阳　河北省石家庄市第二医院
刘国景　北京大学口腔医院
刘世一　河北省石家庄市第二医院
刘向亚　河北省石家庄市第二医院
刘亚轩　河北省石家庄市第二医院
刘奕斐　河北省石家庄市第二医院
娄　薇　河北省石家庄市第二医院

马战国　河北省石家庄市卫生健康委员会
郄倩英　河北省石家庄市第二医院
石　巧　北京大学口腔医院
石肖肖　河北省石家庄市第二医院
石亚红　河北省石家庄市第二医院
宋公元　河北省石家庄市第二医院
田小溪　河北省石家庄市第二医院
王　麦　河北省石家庄市第二医院
王　霞　河北省石家庄市第二医院
王　毅　河北省石家庄市第二医院
王锦航　河北省石家庄市第二医院
王梦娅　河北省石家庄市第二医院
王卧龙　河北省石家庄市第二医院
武孟琳　河北省石家庄市第二医院
武盼青　河北省石家庄市第二医院
咸猛猛　河北省石家庄市第二医院
谢新宇　河北省石家庄市第二医院
邢如霄　河北省石家庄市第二医院
徐　明　河北省石家庄市第二医院
许　辉　河北省石家庄市第二医院
杨　洋　北京大学口腔医院
杨　振　北京大学口腔医院
杨洁玉　河北省石家庄市第二医院
余继宁　河北省石家庄市第二医院
苑学微　河北省石家庄市第二医院
岳金涵　河北省石家庄市第二医院

张　婧　河北省石家庄市第二医院
张　楠　河北省石家庄市第二医院
张　勇　北京大学口腔医院
张江畔　河北省石家庄市第二医院
张荣霞　河北省石家庄市第二医院
张星魁　河北省石家庄市第二医院
张雪飞　河北省石家庄市第二医院
张玉杰　河北省石家庄市第二医院
赵熠阳　河北省石家庄市第二医院
翟子瑾　河北省石家庄市第二医院
郑美慧　河北省石家庄市第二医院
郑欣欣　河北省石家庄市第二医院
周明莉　河北省石家庄市第二医院

序

党和国家高度重视人民群众的身心健康，把人民健康融入国家经济社会发展的全局，2019 年 7 月国务院公布了《关于实施健康中国行动的意见》（国发〔2019〕13 号），从干预健康影响因素、维护全生命周期健康和防控重大疾病三个方面提出了实施 15 项专项行动，并印发《健康中国行动（2019—2030 年）》进行细化落实，其中，口腔健康被纳入全民健康的重要部分。

口腔疾病是常见病、多发病，它不仅影响咀嚼、吞咽及语言等生理功能，还与我们的外观和自信心、精神心理健康、消化吸收、面部发育、其他脏器病变，以及心脑血管疾病、糖尿病等有着密切的联系，是反映公众健康水平的重要标志。

世界卫生组织（WHO）2022 年发布的《全球口腔健康状况报告》指出："口腔疾病是最常见的非传染性疾病，影响全球 35 亿人口，约占全球人口总数的 45%。最常见的口腔疾病包括龋齿、严重牙龈疾病、牙齿脱落和口腔癌。其中，未经治疗的龋齿最为常见，据估计影响到 25 亿人；严重的牙龈疾病是导致牙齿全部脱落的主要原因，估计影响约 10 亿人；每年有约 38 万新增口腔癌确诊病例。而且，口腔疾病的经济负担巨大。例如，2019 年，全球因口腔疾病导致的经济负担为 7100 亿美元，包括治疗费用和生产力损失。其中，3/4 的口腔疾病患者生活在中低收入国家，这些国家往往面临大量自费开支，以及初级保健机构欠缺高度专业化的牙科设备等挑战"。

2017年9月，我国发布的“第四次全国口腔健康流行病学调查报告”显示：我国儿童患龋率呈明显上升趋势，中老年人牙周健康水平明显下降，居民口腔健康行为需要进一步提升。这反映出由于经济社会发展、饮食结构改变及不健康的生活方式等因素，导致口腔疾病发生的风险升高。

在当今社会背景下，我国对口腔保健的目标进行了规范：口腔运动、神经等系统均处于正常状态，口气清新，牙齿洁白美丽。国家卫生健康委在深入推进“三减三健”健康口腔行动中也提出目标：“到2025年，健康口腔社会支持性环境基本形成，人群口腔健康素养水平和健康行为形成率大幅提升，口腔健康服务覆盖全人群、全生命周期，更好满足人民群众健康需求”。这对于儿童青少年时期的牙齿健康、良好的生长发育至关重要。为此医院口腔科专门设立了“儿牙”“牙防”等专门针对儿童口腔的专业，为儿童青少年口腔的正常发育提供保障。老年人的口腔问题更加复杂，常见的问题包括牙龈萎缩、牙齿脱落、口腔干燥等，因此，定期检查和维护尤为重要，以维持良好的口腔功能，保有好的生活质量。

总之，重视口腔卫生的维护和口腔疾病的预防非常重要，既是国家健康中国战略的目标要求，更是百姓减少口腔疾病，提高生活质量，建设美丽中国，实现全民健康、健康强国的需要。通过定期的口腔检查、形成良好的口腔卫生习惯、健康的生活方式，可以有效地预防口腔疾病，并保持一口健康的牙齿和美丽的笑容。

由石家庄市第二医院赵增毅教授、赵哲教授主编的《口腔健康知识问答》是“健康中国系列丛书”之一，该书以问答形式对口腔的构成、功能，牙齿的萌出、矫治、美学，疾病预防、疾病诊治、健康教育等方面予以详尽的解答，通篇对口腔及牙齿的健康维护知识，贯穿了自儿童青少年到老年的各个阶段的全生命周期。该书的出版发行也是践行《健康中国行动（2019—2030年）》中第一项“健康知识普及行动”的具体体现。

该书内容丰富、形式新颖、通俗易懂，适合于大众阅读借鉴，也是基层医务人员的重要参考，是一本很好的科普书籍，值得推广。

丛斌

2024年12月

丛斌：中国工程院院士，教授，博士生导师；第十四届全国人民代表大会常务委员会委员、宪法和法律委员会副主任委员；九三学社第十四届中央委员会副主席；河北医科大学副校长、法医学院院长。

前言

口腔健康是整体健康的重要组成部分，是反映公众健康水平的重要标志。世界卫生组织将口腔健康列为人体健康的十大标准之一，对口腔健康的定义是“牙齿、牙周组织、口腔邻近部位，以及颌面部均无组织结构与功能异常”。牙齿的健康标准为“①牙齿清洁；②无龋洞；③无疼痛感；④牙龈颜色正常；⑤无出血现象”。在2001年又提出并向全世界公布“8020”的概念，即80岁的老人至少应有20颗功能牙（即能够正常咀嚼食物，不松动的牙）。

口腔疾病与全身健康有着密切的联系，例如牙周炎患者发生冠心病的概率是正常人的1.5倍，脑卒中概率是正常人的2.1倍。牙周病的致病细菌进入血液循环后可能导致细菌性心内膜炎；牙齿缺失，咀嚼功能下降，会引起消化不良。生活中人们往往容易忽视口腔健康，致使牙周炎症等口腔疾病长期累积，逐渐导致牙槽骨萎缩、牙齿松动，严重时导致牙齿脱落、缺失，脸颊部塌陷。现代医学表明，牙周病会诱发多种全身系统疾病，甚至威胁生命。“第三次全国口腔健康流行病学调查”显示，我国口腔疾病患病率高达90%，而就治率只有10%。“第四次全国口腔健康流行病学调查报告”显示，我国龋齿、牙周病等口腔疾病患病率高达96.7%，其中87.4%的中年人有牙龈出血的情况，70.9%的5岁儿童患有龋齿。本次调查显示中国12岁儿童恒牙龋病患病率处于很低水平，但5岁儿童乳牙龋病和老年人恒牙龋病的患病率较高；中老年人群牙周健康和口腔卫生状况较差。

中国近年来口腔疾病患者人数呈增长态势。2018 年我国患有口腔疾病的人数约为 6.97 亿，2020 年我国龋齿、错殆畸形和牙髓炎等各类口腔患者合计已达 7.03 亿，表明全国已有超过 50% 的人患有口腔疾病。但是，2020 年我国口腔服务渗透率仅为 24%，低于同期美国的 70%。在这当中，2020 年中国年种植牙数约为 22 颗 / 万人，海外发达国家为 100 ～ 500 颗 / 万人；中国正畸案例数为 310 万例，渗透率仅 0.3%，低于同期美国的 1.8%；中国洗牙渗透率不足 10%，显著低于海外发达国家洗牙渗透率的 75%。

在中国有近 97% 的成年人群有不同程度的牙周问题，比例之高令人堪忧。但中国牙病防治基金会开展的一项口腔健康调查显示，超过一半的调查参与者选择“牙齿出现问题才就医”，还有将近三成的参与者“从来不去看牙医”，定期看牙医的不足 15%，有近五成的调查参与者“从来不洗牙”，超过三成的参与者“有问题才去洗牙”。

因此，需要切实提高居民口腔健康知识的知晓率，养成健康的生活、行为方式，进行牙病防治知识的普及教育，增强口腔健康观念和自我口腔保健的意识，规范口腔保健行为，从而提高全民族的口腔健康水平，减少或延缓因口腔疾病引发的全身健康问题。为此，1989 年我国将每年的 9 月 20 日确定为全国爱牙日，体现了国家对国民牙齿健康的高度重视。

为帮助广大人民群众和基层医务人员更好地了解、掌握口腔健康方面的相关知识，促进“健康知识普及行动”的快速推进，我们编写了《口腔健康知识问答》一书。全书分为基础篇、儿童青少年篇、老年篇、疾病篇、糖尿病与口腔篇五章，以问答的形式对口腔的结构、功能，牙齿的生长发育，口腔及牙齿疾病的发生发展过程、诊断治疗，牙防、美齿及健康教育，以及与糖尿病的相互联系等方面提出了 721 个问题，并予以详尽的解答。

本书文字简练，内容丰富、通俗易懂，涵盖了全生命周期的口腔健康问题，有很强的实用性、可读性，既适合于大众阅读参考，也可以作为基层医务人员的工具书，参考学习。希望本书能为口腔健康知识的普及发挥作用，为健康中国贡献力量。

感谢各位专家、同道在编写过程中的辛勤付出，在此对参与编辑、编写本书的所有人员及参考文献的作者等一并致谢。感谢全国知名医学和法学专家、中国工程院院士、博士生导师丛斌教授为本书作序。

因编者水平所限，不妥之处在所难免，希望读者及同道批评指正。

编 者

2024 年 12 月

目录

第一章

基础篇

第一节　口腔的组成

一、骨骼

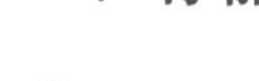

1. 口腔颌面部有哪些主要的骨骼?

口腔颌面部由 14 块形态各异的骨骼组成，主要包括上颌骨、下颌骨、鼻骨、泪骨、颧骨、腭骨、犁骨。上述骨骼构成颌面的基本轮廓，支持和保护眼眶、鼻腔内侧壁、口腔等相关结构。上颌骨位于面部中央，参与构成口腔上壁、后壁和侧壁，是面部骨骼中最大的一块。下颌骨参与构成口腔的下壁和侧壁，是颌面骨骼中唯一能够活动的骨骼。鼻骨位于鼻腔的顶部，参与构成鼻背和鼻腔内侧壁。颧骨参与构成颧弓，是面部骨骼中较为突出的一块。此外，颌面部还有一些较小的骨骼，同样对于面部的形态和功能起着重要作用。

2. 上颌骨有哪些外形特点?

上颌骨位于颜面中部，左右各一，相互对称。上颌骨可分为一体四突，包括上颌体、额突、颧突、腭突及牙槽突。上颌体略呈锥体形，中央有上颌窦。前面有眶下孔和尖牙窝，眶下孔位于眶下缘中点下方约 0.5 厘米处。后面参与颞下窝和翼腭窝前壁的构成，有颧牙槽嵴、牙槽孔和上颌结节。上面即眶面有眶下管，内面即鼻面参与鼻腔外侧壁的构成。额突与额骨、鼻骨和泪骨相接，参与泪沟的构成。颧突与颧骨相接。腭突与对侧腭突在中线相接，形成腭中缝，参与构成硬腭的前 3/4。两侧牙槽突在中线相接，形成牙槽骨弓。

3. 上颌骨有什么作用?

上颌骨是构成面部轮廓的重要一员，其结构功能十分复杂，主要有以下作用。

（1）支撑作用：上颌骨是口腔面部的主要支撑结构之一，构成面中部骨质的主要部分，维持面部的形态和稳定性。

（2）保护功能：上颌骨对口腔内的结构，如牙齿、牙龈等具有保护作用，其坚固的骨质结构能够抵御外界冲击，减少口腔受伤的风险。

（3）血管和神经的支持：上颌骨内含有丰富的血管和神经，这些血管为口腔提供必要的血液循环，而神经则负责传递感觉和控制面部肌肉的运动。因此，上颌骨在维持口腔正常生理功能方面发挥着关键作用。

（4）参与咀嚼和吞咽过程：上颌骨内的牙齿是咀嚼食物的主要工具。通过与下颌骨的牙齿配合，上颌骨的牙齿能够将食物咀嚼成小块，便于吞咽和消化。

4. 随着年龄的增长上颌骨有哪些变化?

在儿童时期，上颌骨处于不断生长发育的过程中，特别是 1 ～ 6 岁，是上颌骨的快速生长期。此时，上颌骨的长度、宽度和高度都在逐渐增加。成年后，上颌骨的生长基本停止，但可能因牙齿问题、外伤或其他原因而发生一些微小的变化。进入老年后，特别是老年人，多数牙齿脱落后，由于上颌骨外侧壁骨板疏松，而使上颌骨牙槽向上向内吸收，导致上颌骨外形逐渐缩小。

5. 下颌骨有哪些外形特点?

下颌骨位于面下部，呈弓形，围成口腔的前壁和侧壁，是面部唯一能够活动的骨骼。下颌骨分为水平部分的下颌体和垂直部分的下颌支。

（1）下颌体：呈弓状板，具有上、下两缘及内外两面，下缘圆钝，称为下颌底。上缘构成牙槽弓，有容纳下牙根的牙槽。外面正中凸向前为颏隆凸，前外侧面有颏孔。内面正中有两对小棘称为颏棘，其下外方有一椭圆形浅窝称为二腹肌窝。

（2）下颌支：为下颌体向后上方延伸的方形骨板，末端有两个突起，前方的称喙突，后方的称髁突，两突之间的凹陷为下颌切迹。

6. 下颌骨有什么作用?

下颌骨在人体中扮演着多种重要功能，主要包括以下方面。

（1）面颅骨的重要组成部分：下颌骨与上颌骨、腭骨、颧骨、鼻骨、泪骨及下鼻甲、犁骨等共同组成了面颅骨，这种结构不仅为面部提供了支撑，还保护了大脑等重要器官。

（2）辅助完成面部活动：下颌骨是人体面部唯一能活动的骨骼，它具有极高的灵活性，可以做出上提、下降、后退和侧方运动。这些运动对于完成讲话、进食、吞咽和微笑等动作至关重要。

（3）对发音和咀嚼起到关键作用：下颌骨的位置和运动对发音和咀嚼功能有着直接的影响。在发音时，下颌骨的运动可以帮助调整口腔的形状和大小，从而影响声音的共鸣和质量。同时，在咀嚼过程中，下颌骨的咀嚼肌肉附着点提供了咀嚼力量，帮助磨碎食物，便于消化和吸收。

7. 随着年龄的增长下颌骨有哪些变化?

儿童的下颌骨通常较成人短小，随着青春期到来，下颌骨也会进入生长高峰，髁突软骨的发育使得下颌支获得垂直增长和下颌骨整体增长，主要是向前向下的增长，且生长期可持续到 25 ～ 40 岁。如果在此期间喜欢吃硬的东西会更容易刺激下颌骨生长。当进入老年期以后，由于牙周病的普遍存在，缺牙、失牙的情况增加，下颌骨会因为疾病及牙齿缺失而部分吸收，逐渐变薄变矮。

8. 颞下颌关节由哪几部分构成?

颞下颌关节由上方的颞骨关节面（含关节窝和关节结节）、下方的下颌骨髁突、居于两者之间的关节盘，以及外侧包绕的关节囊和囊内外韧带等部分构成。

9. 颞下颌关节的运动有什么特点?

双侧颞下颌关节由下颌骨体连为一体，因此颞下颌关节可以左右联动，参与咀嚼、吞咽、语言等复杂的运动形式。颞下颌关节在前后向及左右向均能移动，不仅能做单纯的转动、滑动，还能滑动兼转动，因此能支持下颌骨做开闭口、前后和左右方向的灵活运动。

10. 颞下颌关节在生长发育过程中有什么变化?

1 岁以内婴儿哺乳和吞咽时，下颌主要做前后运动，此时期的关节窝浅平，关节结节和髁突低平。乳尖牙萌出后咀嚼运动逐渐过渡为成人咀嚼和吞咽的运动模式，髁突和关节窝分别发育成形。至 18 ～ 25 岁，关节窝深度增加，髁突高度增加，体积逐渐增大，成为下颌骨的主要生长发育中心之一。30 ～ 40 岁，颞下颌关节形态相对稳定，此后髁突软骨下骨量密度降低，髁突软骨逐渐变薄甚至消失。

二、肌肉

11. 口腔颌面部主要肌群有哪些?

口腔颌面部的肌群相当丰富和复杂，它们各自扮演着不同的角色，相互协作，共同维持口腔的功能和面部的形态。主要肌群包括咀嚼肌、表情肌及舌肌等。

（1）咀嚼肌：大多附着在下颌骨，是运动下颌的主要肌肉，包括咬肌、颞肌等。咀嚼肌力量较大，相互之间协同工作，主要发挥咀嚼、说话等功能，以及协助面部表情。

（2）表情肌：主要位于面部皮肤下，位置比较表浅，肌肉通过丰富的神经支配来收缩和舒张，以此产生各种丰富灵动的面部表情。

（3）舌肌：是负责舌运动的肌肉，能够控制舌的形状、位置和动作，使我们能进行吞咽、发音和口腔清洁。

此外，口腔颌面部还有其他肌肉群，各自承担着不同功能，共同维护口腔颌面部的功能活动。

12. 什么是表情肌? 表情肌有什么特点和作用?

表情肌是颜面部发挥表情功能的肌群，主要分布于口、鼻、眶、耳、头皮和颈部皮肤等部位。多位于面部浅筋膜内，起自骨面或筋膜，止于皮下，以环状或放射状排列在面部孔裂周围，可开大和缩小孔裂，完成张闭口和睁闭眼等动作，肌纤维走向多与皮肤的皱纹相垂直，收缩时使面部皮肤形成不同的皱纹和凹陷，以表达喜怒哀乐等表情。

13. 什么是咀嚼肌？咀嚼肌有什么特点和作用？

咀嚼肌是口腔颌面部非常重要的肌群之一，是参与咀嚼运动的肌肉，主要位于颞下颌关节的周围，包括咬肌、颞肌、翼内肌和翼外肌等，肌纤维素的排列和走行与颞下颌关节运动相适应。咀嚼肌的特点在于肌纤维粗大，收缩力强，并且具有良好的耐力和抗疲劳性，这使得咀嚼肌能够产生足够的咀嚼力，以应对各种质地和大小的食物和长时间的咀嚼运动。同时维持口腔的正常结构和形态，并在发音和语言中起到辅助作用。因此，保持咀嚼肌的健康和功能正常对于我们的日常生活至关重要。

14. 什么是舌肌？舌肌有什么特点和作用？

舌肌是构成舌体的主要肌肉组织，它位于口腔底部，形状扁平且长，分为舌固有肌和舌外肌两部分。舌固有肌位于舌的内部，而舌外肌则起自舌体以外的某些部位，并止于舌内。舌肌的纤维排列错综复杂，具有高度的灵活性和协调性，能够进行各种精细的动作，如伸缩、卷曲和翻转等。这种灵活性使得舌在口腔内能够执行多种功能。

舌肌在口腔内扮演着重要的角色，不仅有辅助咀嚼和吞咽、参与言语发音的作用，而且能够维持口腔的正常形态。此外，舌的表面分布有味蕾，舌肌参与味觉感知过程，舌肌的运动有助于将食物与味蕾充分接触，从而感知食物的味道。

三、器官

15. 口腔内有哪些重要器官？

口腔是一个复杂的生态系统，包含多个重要器官，它们共同协作以维持我们的生命活动和口腔健康。

（1）牙齿：牙齿是口腔内最主要的器官之一，主要功能是咀嚼食物，使其变得细碎，便于后续的消化过程。牙齿的排列和咬合情况也直接影响到我们面部形态和美观。

（2）舌：舌是一个灵活的肌肉器官，位于口腔底部。舌不仅能够协助咀嚼和吞咽，还负责品尝食物的味道，并通过与口腔其他部分的协调运动来辅助发音和语言功能。

（3）唾液腺：唾液腺是产生唾液的腺体，分布在口腔周围，如腮腺、颌下腺和舌下腺等。唾液对于润滑口腔、消化食物、保护牙齿和口腔黏膜都起着至关重要的作用。

16. 牙齿的外形是什么样的?

从外部形态看牙齿主要由牙根、牙冠和牙颈部三部分组成。牙根是牙齿固定在牙槽窝内的部分，是牙体的支持部分，牙根的形态和数目随牙齿功能的不同而有所差异，如前牙为单根，而磨牙通常有 2 ～ 3 个牙根，并且相互叉开，以增强牙齿在颌骨内的稳固性。牙冠是牙齿显露在口腔的部分，也是发挥咀嚼功能的主要部分，前牙形态简单，主要功能是切割和发音，后牙形态复杂，主要功能是咀嚼。牙颈部是牙冠与牙根交界处，呈一弧形曲线，也称为颈线或颈曲线，位于牙冠下方，牙根上方，是牙齿最细的部分。

17. 牙齿的内部结构是什么样的?

牙齿的内部结构复杂且精细，主要由牙釉质、牙本质、牙骨质和牙髓四个部分组成。

（1）牙釉质是牙齿最坚硬的部分，覆盖在牙冠的表面。主要作用是保护牙齿内部的牙本质，防止外界物质的侵蚀，并帮助牙齿咬碎食物。

（2）牙本质是牙齿的主体部分，硬度略低于牙釉质，位于牙釉质的下方。牙本质小管中含有神经感受器，当牙齿受到外界刺激，如冷热或酸甜刺激时，牙本质会将这种刺激传递给牙髓，引发疼痛感。

（3）牙骨质则是覆盖在牙根表面的一层钙化结缔组织，其颜色和硬度与骨相似。牙骨质的主要功能是将牙齿固定在牙槽窝内，并防止牙齿松动或脱落。

（4）牙髓是牙齿内部的软组织部分，主要位于髓腔内，也就是我们常说的“牙神经”。牙髓富含血管、神经、淋巴和结缔组织，为牙齿提供营养并维持其正常功能。牙髓发炎或坏死时会引发疼痛和炎症。

18. 牙齿是如何分类的?

（1）按萌出的先后分为乳牙和恒牙。乳牙是人类的第一副牙齿，在 3 ～ 6 个月时开始萌出，通常在儿童少年时期使用，总共有 20 颗。恒牙是继乳牙脱落后长出的第二副牙齿，在乳牙脱落后开始萌出，并持续使用一生。恒牙也是成年后使用的牙齿，总数为 28 ～ 32 颗，具体数量会因智齿的数量而有所不同。

（2）按形态及功能分类，分为四类。切牙位于口腔的最前部，共有 8 颗，主要功能是切割食物。尖牙通常位于口角处，共有 4 颗，形态尖锐，主要功能是穿刺和撕裂食物。前磨牙位于尖牙之后和磨牙之前，共有 8 颗，主要功能是协助尖牙撕裂食物，并帮助磨牙捣碎食物。磨牙位于口腔的后部，共有 8 ～ 12 颗，结构复杂，主要功能是磨碎食物，使其更易于消化。

（3）按在口腔中的位置分类，分为前牙和后牙。前牙包括切牙和尖牙，位于口腔的前部。后牙包括前磨牙和磨牙，位于口腔的后部。

19. 牙齿有哪些作用？

（1）咀嚼食物：牙齿帮助我们咀嚼食物，将食物切碎和磨碎，使其更容易消化。

（2）语言发音：帮助我们正确地发出字母和音节的声音，使我们能够清晰地交流。

（3）维持面部结构：牙齿的存在有助于维持面部的结构和轮廓。牙齿支撑着嘴唇和脸颊，使面部看起来更年轻和健康。

（4）保护口腔健康：牙齿形成了一道屏障，阻止了细菌和其他有害物质进入口腔深处，维持口腔的健康状态。

20. 医生是怎样记录牙齿位置的？

国际牙科联合会系统（FDI）主要使用两位数字来表示每颗牙齿的位置。具体如下。

（1）十位数表示牙齿所在的象限和乳牙或恒牙。其中，1、2、3、4 分别表示恒牙的右上、左上、左下、右下四个区域；而 5、6、7、8 则分别表示乳牙的右上、左上、左下、右下四个区域。

（2）个位数表示牙齿的排列顺序。例如，在恒牙区域，1 表示中切牙，2 表示侧切牙，3 表示尖牙，4 和 5 表示第一、第二前磨牙，6 和 7 表示第一、第二磨牙，8 表示第三磨牙（智齿）。例如，15 代表右上颌第二前磨牙，而 73 则代表左下颌乳尖牙。

这种方法在口腔临床病历记录中被广泛应用，且在世界范围内通用，有助于牙医准确地记录每颗牙齿的位置和类型，便于诊断和治疗，同时方便医生之间的交流和病历的整理。

21. 正常牙齿的颜色是什么样的？

牙齿的颜色因个体差异、遗传因素及生活习惯的影响而有所不同，一般来说，正常牙齿的颜色应该是白色或稍微带有黄色的。牙齿的外部表面是牙釉质，通常呈现出乳白色或略透明的外观。牙釉质下面是牙本质，比牙釉质略黄。当牙釉质和牙本质结合在一起时，牙齿的颜色就会呈现出白色或略带黄色。牙齿颜色的轻微变化是正常的，随着年龄的增长，牙齿颜色会略微变暗。此外，饮食习惯、口腔卫生状况和个人习惯（如吸烟或咖啡、茶等色素丰富的饮料）也会对牙齿颜色产生影响。

22. 随着年龄的增长牙齿会发生哪些变化？

（1）牙釉质磨损：牙釉质磨损可能导致牙齿表面出现细微的凹陷，使牙齿变敏感，且色素更容易沉积到牙齿。

（2）牙本质暴露：随着牙釉质的磨损，牙本质（牙齿内部的组织）会暴露出来。

（3）牙齿变黄：随着年龄的增长，牙釉质变薄，牙本质的黄色会露出来，使牙齿整体颜色变暗。此外，长期饮用咖啡、茶等，以及吸烟或使用某些药物也会导致牙齿变黄。

（4）牙齿移位：随着年龄增长，牙齿周围的支持组织可能会发生变化，导致牙齿移位，可能会引起牙齿拥挤、错位或间隙。

23. 什么叫牙列？

上下颌牙的牙根生长在牙槽骨内，其牙冠按照一定的顺序、方向和位置彼此邻接，排列成弓，形成牙弓或牙列。上颌的牙列称为上牙列，下颌的牙列称为下牙列。牙列的排列应该是对称的，即上下颌的牙齿应该呈镜像对称。正常情况下，上下颌的牙齿应该能够良好地咬合，即上下牙齿之间的接触是均匀而稳定的。保持良好的牙列对口腔健康和咀嚼功能至关重要。

24. 什么叫𬌗？

𬌗（occlusion）是指上下颌牙列之间的咬合接触关系，包括运动和静止的接触状态。一般将静态的牙接触称为𬌗，运动中的牙接触称为咬合。

25. 正常的殆是怎样的?

正常的殆叫牙尖交错殆，是指上下颌牙列最广泛、最紧密地接触，整个牙列及牙周组织受力均匀，便于承受和分散咬合负荷，最大限度发挥咀嚼食物的能力。牙尖交错殆时，上下牙列中线与面中线一致，除下颌中切牙和上颌最后一个磨牙外，每个牙都与对颌的两牙对应接触；上颌牙列略大于下颌牙列，上颌牙列稍盖过下颌牙列唇颊侧。

26. 舌有什么形态特点?

舌是人体口腔内重要的功能器官，位于口腔底的肌性器官，具有调节发音、协助咀嚼、辨别味道的作用。舌的整体形态呈“V”形，可以划分为舌尖、舌体和舌根三部分。舌根和口底相连，舌体的前端渐窄，最尖端称为舌尖。前伸时舌前端尖润，能够舔及上颌前牙齿龈。舌的下面正中有一根筋连在口底和舌尖之间，称为舌系带，系带的长短影响舌的活动度，会影响发音。

正常舌的形态为舌体柔软、活动自如，在咀嚼时可以起到搅拌食物糜团的作用；颜色淡红，舌面附有薄薄的颗粒，分布均匀，称为舌乳头，上面布满味蕾，可以让我们感受食物的酸甜苦辣；舌表面有干湿适中的白苔，正常表现为淡红色、薄白苔。

27. 舌有什么作用?

舌是人类进食和言语的重要器官，也属于消化系统的重要部分。舌由17块肌肉组成，它的肌纤维呈纵横上下等方向排列，所以舌可以灵活地进行后缩、前伸、卷曲等多方向活动，还与口腔其他肌肉协同参与咀嚼、吞咽、吮吸等。舌还可以感受不同味道，包括酸、甜、咸和鲜味。舌上的味蕾可以识别数千种不同的味道并将味道传递到大脑中，有利于大脑中枢进行分析和判断，这就是舌能区分不同种类食物味道的原因。舌与口腔上腭、鼻腔也有紧密联系，可以将口腔内的声音传递到其他部位进而传递到鼻腔，以达到辅助发音的效果。

28. 舌感知味觉有什么特点?

味觉可分为酸、甜、苦、咸四种基本味觉，舌不同部位对四种基本味觉的敏感性不同，舌侧面对酸味敏感，舌尖对甜味最敏感，舌根对苦味敏感，舌的各个部分对咸味都很敏感。

29. 口腔内有哪些唾液腺？

口腔内有大、小两种唾液腺。小唾液腺散在于各部口腔黏膜内，如唇腺、颊腺、腭腺、舌腺。大唾液腺包括腮腺、下颌下腺和舌下腺三对，它们是位于口腔周围独立的器官，但其导管开口于口腔黏膜。

30. 唾液的主要成分是什么？每天产生多少唾液？

唾液的主要成分是水，占 99% 以上。固体成分约占 0.6%，其中无机物约占 0.2%，主要是电解质。有机物约占 0.4%，主要是蛋白质。另外还有少量气体，如二氧化碳、氧、氮。正常成年人口腔一天分泌的唾液量为 1000 ～ 1500 毫升。

31. 唾液有什么作用？

唾液可以湿润口腔、软化食物，便于吞咽，还可以清除口腔内的食物残渣和异物，保持口腔清洁。唾液里含有多种酶类物质，如淀粉酶可以促使淀粉分解为麦芽糖，增强消化；溶菌酶具有杀菌抗菌作用；黏蛋白可保护胃黏膜，增加胃黏膜抗腐蚀作用等。此外，唾液还具有内分泌功能，如下颌下腺分泌唾液腺激素，腮腺分泌腮腺素，这些均与无机物代谢和糖代谢有关。

32. 唾液腺在生长发育过程中有哪些变化？

随着年龄增长，腺泡细胞萎缩、变性，数量减少，唾液腺导管扩张、增生，腺实质为纤维组织和脂肪组织所取代。腮腺的主要变化为脂肪组织增加明显，颌下腺的主要变化为腺管管腔内出现微小的沉积物。

第二节　口腔的功能

一、咀嚼功能

33. 什么是咀嚼？

咀嚼是在神经系统支配下，通过咀嚼肌的收缩，使颞下颌关节、颌骨、牙齿产生规律性运动，将口腔内的大块食物切割成小块，与唾液混合形成食团的过程。咀嚼运动将食物与唾液进行混合，对食物进行初步消化，还可促进牙列、颌骨、面部血液循环和淋巴回流，促进和维持其正常生长发育。

34. 咀嚼过程是什么样的？

食物进入口腔中，口颌系统在神经系统的支配下完成咀嚼活动。咀嚼过程可概括为前牙切割运动和后牙压碎、磨细运动，二者是连续、重复的过程。前牙切割即通过下颌前伸咬住食物并用力切割，将大块食物分割成合适大小，以利于后续食物的研磨，提高咀嚼效率。前牙切咬下的食物由舌、颊、唇运送到后牙，通过前牙及磨牙反复的捣碎和磨细，直至形成食团吞咽入胃。

35. 咀嚼运动有哪些类型？

咀嚼运动可分为双侧咀嚼和单侧咀嚼两类，在牙列完整对称、牙尖协调、咬合运动无障碍的情况下我们多是双侧咀嚼，双侧咀嚼又分为双侧交替咀嚼和双侧同时咀嚼。单侧咀嚼常因咬合障碍或颞下颌关节紊乱所致，单侧咀嚼时下颌牙列常向咀嚼侧运动，下颌中线也向咀嚼侧偏移，此时咀嚼肌及颞下颌关节均受到影响，致使颌面部两侧发育不对称。

36. 除了牙齿还有哪些组织器官参与了咀嚼运动？

咀嚼运动是一个复杂的生理过程，需要颌面部众多神经、肌肉、骨骼组织的参与协同工作。除了牙齿外，舌、唇、颊、腭等都是参与咀嚼运动的重要组织器官。

37. 舌在咀嚼中有什么作用？

舌在牙齿咀嚼食物时起着搅拌器和传送器的作用，因其是由肌肉纤维多方向排列的器官，因而能多种方向活动，非常灵活。在咀嚼过程中，舌能准确而又灵巧地把食物推向上、下牙齿之间，使牙齿进行有效的咀嚼，同时舌又能精确地避开连续咀嚼中的牙齿，不被咬伤。舌的感觉十分灵敏，对冷、热、痛等感觉特别敏感。舌尖对触觉与压觉具有很强的敏感性，能分辨出两个相隔 1.1 毫米的刺激点，当人们在吃饭时遇到骨头、鱼刺、小砂子等时，舌能准确地将其勾吐出来。另外，舌上面有很多乳头和味蕾，舌乳头可有效增加运动过程中对食物的摩擦力，便于运送，舌乳头上面布满的味蕾可以感受食物的酸辣甜苦等，反馈给大脑控制咀嚼速度和强度。

38. 唇、颊、腭在咀嚼中有什么作用?

（1）唇的作用：丰富的感受器对温度和触压敏感，可防止不适宜的食物进入口腔；推送并固定食物在上下牙列间，以便对其切割，并帮助转运食物；上下唇闭合可封闭口腔，防止食物或饮料从口腔溢出。

（2）颊的作用：当颊松弛时，口腔前庭内可容纳更多已经初步咀嚼的食物和水，颊部收缩，可将其推送至上下牙列间进行咀嚼。

（3）腭的作用：除与舌共同压挤食物外，硬腭的触觉甚为敏感，能辨别食物的粗糙程度和异物。

39. 咀嚼对颌面生长发育有什么影响?

咀嚼肌大部分附着于上下颌骨，咀嚼时咀嚼肌的收缩能够影响颌骨的解剖结构，如上颌骨的三对支柱结构、下颌骨表面的内外斜嵴及内部的牙力轨道和肌力轨道等，这种影响对于颌骨的发育和形态塑造具有重要意义。咀嚼肌的功能性刺激能够促进血液循环和淋巴回流，增强代谢，从而使颌面正常发育。

此外，咀嚼功能在现代社会中的变化也影响了颌面部的发育。原始人由于食物粗糙，咀嚼功能强，颌骨粗大，牙排列整齐，错䝹畸形与龋病少。而现代人由于食物加工精细，使咀嚼功能减弱，颌骨退化，错䝹畸形及龋病增加。这种变化在一定程度上反映了咀嚼功能对颌面部发育的重要影响。

同时，单侧咀嚼的人其咀嚼侧发育较失用侧好，这也说明了咀嚼习惯对颌面部发育的局部影响。因此，为了促进颌面部的正常发育，应鼓励儿童养成良好的咀嚼习惯，给予富有纤维性、粗糙和耐嚼的食物，以增强其咀嚼功能。

二、吞咽功能

40. 什么是吞咽?

吞咽是指食物或液体从口腔通过咽部、食管，进入胃内的过程。这个过程是一个复杂的神经肌肉反射过程，需要口腔、咽、喉、食管、唾液腺等多个器官的协调运动。

41. 吞咽的过程是怎样的?

一般情况下，吞咽过程可分为口腔准备期、口腔运动期、咽喉运动期、食管运动期、胃部收缩期，具体过程如下。

（1）口腔准备期：此阶段食物会被磨碎成小细块，混合唾液形成食团。

（2）口腔运动期：舌将食团推向咽部，同时舌向上抬升，堵住口鼻腔，防止食物进入鼻腔。

（3）咽喉运动期：食团接触到软腭时，咽喉部开始收缩，然后将食团推入食管。

（4）食管运动期：食管肌肉节律性地收缩，将食团推送到胃。

（5）胃部收缩期：胃部肌肉开始收缩，将食团与胃液充分混合，进行化学和物理消化。

42. 吞咽对颌面生长发育有什么影响?

（1）吞咽有利于促进牙弓及颌面的生长发育：吞咽时舌从内侧向牙弓及颌骨施加向前方和侧方的压力，同时唇颊从外侧向牙弓及颌骨施加压力，内外压力的平衡保持了牙弓及颌骨的生长发育。

（2）吞咽有利于刺激下颌骨的生长发育：吞咽时升颌肌群及降颌肌群产生的牵引力能刺激下颌骨的生长发育。

（3）吞咽有助于鼻腔发育：吞咽时口腔、咽腔与鼻腔的交通隔绝，口腔内产生暂时性负压，负压可刺激硬腭下降及向前和侧方增长，有助于鼻腔的发育。

三、呼吸功能

43. 什么是呼吸?

呼吸是人体为维持生命而进行的一种基本生理活动。简单来说，呼吸就是吸气和呼气的过程。我们通过鼻或口吸入空气，将氧气吸进体内，同时排出体内的二氧化碳。这个过程由肺部完成，而呼吸的节奏和深度则受大脑控制。呼吸不仅为人体提供必需的氧气，还帮助人体排除体内的废物和毒素，保持身体健康。所以，呼吸对每个人来说都至关重要，要时刻注意保持呼吸的顺畅和平衡。

44. 口腔在呼吸过程中发挥什么作用?

人通常是鼻呼吸，但在一定生理条件下，如运动、精神紧张、交谈时，部分气流通过口腔。在病理状态下，气流通过鼻腔时阻力的增大，人体做功增加，当鼻腔阻力增大到一定水平时，气流通过鼻腔时的做功比通过口腔时的做功显著增多，就会出现张口呼吸。

45. 呼吸的方式有哪些?

呼吸方式分为鼻呼吸和口呼吸。生理状态下鼻呼吸是主要的呼吸方式，鼻腔是否通畅和鼻腔开放程度直接影响到鼻通气功能。口呼吸是指呼吸时口鼻并用，完全口呼吸者很少，一般定义鼻呼吸比例小于 70% 时就是口呼吸。

46. 口呼吸对生长发育有什么影响?

口呼吸是鼻气道阻塞的必然结果，儿童由于上呼吸道狭窄或阻塞（腺样体肥大、扁桃体肥大、鼻炎等）导致长期口呼吸，引起头颅、下颌姿势的适应性改变，最终影响颌面部生长发育。口呼吸的儿童面部呈垂直生长型，面部长度增加，下颌后缩，下颌长度小，腭盖较高，上颌基骨较窄，牙弓狭长。所以，如果发现孩子有口呼吸的习惯，应及时就医检查，以确定是否需要干预，以免影响孩子的生长发育。

四、语言功能

47. 什么是言语?

言语是我们用来表达思想、感情和信息的口头交流方式。简单来说，就是我们说话时所使用的词语、句子和语调。言语不仅可以帮助我们与他人交流，还能表达我们的想法、感受和需求。通过言语，我们可以分享故事、表达意见、解决问题，以及建立友谊。语言是人类社会中非常重要的沟通工具，让我们能够更好地理解和被理解。

48. 口腔有哪些发音器官?

口腔的发音器官主要包括五部分。首先是唇，唇可以形成不同的形状来改变气流，发出不同的音。接着是齿，牙齿之间的空隙和排列影响着发出的音调和音色。还有舌，它非常灵活，可以上下左右移动，帮助发出各种音节和音调。硬腭和软腭也是发音的关键部分，它们一起控制气流的通道，使我们能够发出清晰的语音。这五个部分共同协作，让我们能够说出各种语言，发出各种声音。

49. 口腔如何参与言语功能?

当气流通过声门造成声带震动发出声音，但这并不能形成语音，还需要在通过咽腔、鼻腔和口腔时产生的共鸣作用。同时，随着口腔器官如舌、软腭、硬腭、牙齿、上唇和下唇的变化，声音得到加工、调整，从而形成言语。

50. 哪些口腔疾病会影响发音和言语?

日常生活中许多口腔疾病都会影响发音，例如上前牙缺失时，发齿音（s、z）和唇齿音（f、v）受到影响；唇裂或唇缺损时发双唇音时常夹杂有“s”音；舌缺失或畸形时发元音和辅音中的舌齿音受影响，例如舌系带过短者发“r”“s”和“z”音均受影响；腭裂者口鼻腔相通，一切语音均混有鼻音；下颌后缩或过小难以发双唇音、下颌前突或过大，影响发齿音和唇音；戴修复体则会影响发音的清晰度。口腔部分缺损或畸形在不同程度上影响发音，但健存的组织具有一定代偿功能，在一定条件下，通过矫治、修复和训练，可能使发音接近正常。

五、消化功能

51. 口腔如何参与消化功能?

口腔是消化系统的起始部分，不仅负责食物的摄入，还参与食物的初步消化过程。咀嚼是通过牙齿的切割、磨碎，食物被物理性地破碎；唾液中的唾液淀粉酶，在咀嚼过程中开始分解食物中的淀粉；口腔内存在大量的微生物，它们在维持口腔生态平衡的同时，也对食物消化产生一定影响。口腔内的味蕾能够感知食物的甜、咸、酸、苦等基本味道，为我们提供食物的味道信息，这有助于我们选择适合的食物，并调整食物的摄入量。

52. 哪些口腔疾病对消化功能有影响?

口腔健康对于整个消化系统的功能至关重要。牙齿的完好、唾液的正常分泌及微生物的生态平衡，都是维持正常消化功能所必需的。龋齿、牙周病等疾病造成牙齿缺失、咀嚼功能下降，影响食物的充分咀嚼，增加消化系统负担。唾液腺疾病如唾液腺结石、腺体炎症、干燥综合征等导致唾液分泌减少，影响咀嚼造成吞咽困难，同时由于唾液淀粉酶的减少也会影响食物的初步消化，进而影响营养的吸收。

第二章

儿童青少年篇

第一节　牙　胚

一、概念

53. 什么是牙胚?

牙胚就是将来发育成牙齿的组织，牙胚就像牙齿的种子，是牙齿最开始发育的形态。随着时间推移，牙胚会慢慢形成牙齿的各个组成部分，包括牙齿的牙釉质、牙本质、牙髓、牙骨质，还会形成牙周膜和固有牙槽骨。如果牙胚发生异常，如牙胚先天缺失或者畸形，就会导致相应的牙齿发生缺失或者萌出异常等情况。

54. 牙胚是怎么形成的?

牙胚的形成是口腔外胚层和外胚间叶组织互相作用的结果。胚胎 5 ～ 7 周时，外胚间叶组织诱导上皮增生，形成原发性上皮板。上皮板生长并分叉为颊侧的前庭板和舌侧的牙板，牙板向深层的结缔组织内延伸，在其最末端细胞增生，进一步发育成牙胚。牙胚由三部分组成：成釉器、牙乳头和牙囊。成釉器起源于口腔外胚层，形成釉质。牙乳头起源于外胚间叶组织，形成牙髓和牙本质。牙囊起源于外胚间叶组织，形成牙骨质、牙周膜和固有牙槽骨。

二、牙胚发育的影响因素

55. 哪些因素影响牙胚的发育?

牙胚的发育可能受钙磷代谢紊乱、遗传因素、内分泌失调、外伤、感染因素影响；还受孕妇的自身疾病、低出生体重及早产、分娩方式，以及某些维生素和微量元素缺乏、吸烟、咖啡因、化学药物、γ射线等因素影响。

56. 遗传对牙胚发育有哪些影响?

在口腔疾病中，比较明确的遗传性疾病有牙本质发育不全、无牙症等。一些遗传性疾病除全身症状外，还会在口腔颌面部出现表征，如外胚叶发育不全综合征，患儿表现为部分牙齿先天缺失、锥形牙等一系列症状；儿童掌跖角化综合征，可出现牙龈肿胀、牙周组织明显破坏，乳牙、恒牙均可出现早期松动、脱落等症状；低磷酸酯酶血症可出现牙骨质的缺失，或牙槽骨吸收，造成乳、恒牙早失等。另外，还有一些遗传相关性疾病，如唇腭裂、牙中牙、过大牙、融合牙、多生牙、釉质发育不全等。

57. 环境对牙胚发育有哪些影响?

（1）出生前环境：主要是指母体情况。妊娠期母体是胎儿生长发育的主要载体，母体健康和环境暴露对胎儿和儿童牙发育具有较大影响。以下因素可对口腔发育产生影响：钙、磷和维生素 A、维生素 D、维生素 C 失调可造成乳牙釉质发育不全；妊娠 5 个月以上的孕妇如服用四环素类药物，可引起儿童牙齿的着色，形成四环素牙；胚胎发育后期，母体梅毒螺旋体感染可致胎儿发生梅毒性炎症，胎儿出生后牙齿可有半月形切牙、蕾状磨牙等表现。

（2）出生后环境：是指家庭环境、经济状况和社会因素等，其可影响儿童的体格、智力、心理发育。和谐、积极、支持的家庭环境有助于儿童形成健康的心理状态，从而促进牙胚的正常发育；良好的经济条件能够为儿童提供充足的营养和良好的生活条件，有利于牙胚的健康发育；良好的教育和社会文化环境能够促进儿童对口腔健康的正确认识和保护，也有利于牙胚的健康发育。

58. 营养对牙胚发育有哪些影响?

营养素主要来源于饮食，而食物的摄取主要通过口腔。如果儿童的营养素供给比例不当，可导致严重偏食症或口腔疾病，可影响营养素的摄入。婴幼儿期的营养不良如钙、磷、维生素等微量元素的缺乏可造成恒牙的釉质发育不全。

59. 疾病对牙胚发育有哪些影响?

（1）钙磷代谢紊乱：当机体存在钙磷代谢紊乱时，会导致牙齿矿化异常，进而影响牙胚的正常发育。可通过血生化检测来评估体内钙、磷等矿物质水平是否正常。

（2）内分泌失调：内分泌失调可能导致激素水平不稳定，间接干扰牙胚的生长和发育过程。可通过性激素六项及甲状腺功能测定，判断是否存在内分泌失调。

（3）外伤：创伤对正在发育中的恒牙胚的影响主要表现为恒牙萌出异常、牙冠部形成异常、牙根部形成异常，严重的创伤甚至可使恒牙胚坏死，牙胚停止发育，牙齿埋伏、倒生，牙瘤样形态等。

建议定期进行口腔健康检查，特别是儿童和青少年，以便早期发现和干预恒牙发育问题。

60. 乳牙胚发育期间，孕妇应该注意哪些事项?

胎儿通过胎盘与母体血液进行物质交换，摄取营养，母体营养缺乏或患有某种疾病，可直接影响到快速生长的胎儿。如母亲钙、磷、维生素等营养素缺乏，可影响胎儿乳牙硬组织的形成和钙化，出现乳牙釉质发育不良；孕妇服用某些药物也可造成胎儿器官系统的发育障碍，如服用肾上腺皮质激素，可导致无脑儿或胎儿唇腭裂。因此孕妇要注意补充钙，保持营养的均衡，用药谨遵医嘱，适时做口腔检查，不要在腹部照射 X 线。

61. 恒牙胚发育期间，家长有哪些注意事项?

（1）时刻关注乳牙发育情况：乳牙龋发展成根尖周炎后，炎症影响后继恒牙牙胚，可使其釉质发育不全。乳牙根尖周炎可导致局部牙槽骨破坏，感染根管的牙根吸收异常，残根滞留等，使后继恒牙的萌出过早或过迟，影响恒牙萌出顺序和位置。因此家长要注意儿童口腔卫生，关注乳牙龋齿情况，定期带儿童看牙医，以便随时发现问题，及早解决。

（2）进食有硬度的食物：儿童换牙期间要多吃含纤维素高，有一定硬度的食物，比如水果、胡萝卜、豆类、玉米等，以保持对乳牙良好的刺激作用，促使乳牙按时脱落。另一方面，进食有硬度的食物也有助于通过咀嚼运动牵动面部及眼肌运动，加速血液循环，促进牙床、颌骨和面骨的发育。

第二节　牙　齿

一、牙齿的萌出及替换

62. 什么是牙齿的萌出?

牙齿的萌出是指牙胚向口腔方向移动，并突破黏膜萌出到口腔内的过程。牙齿萌出包括两个部分，即骨内萌出和口腔内萌出。骨内萌出肉眼是无法观察到的，是牙胚随着牙根的形成，逐渐向口腔方向移动的过程。口腔内萌出肉眼是可以观察到的，是牙齿突破黏膜，并逐渐萌出到应有高度的过程。在儿童牙齿萌出期间，家长要注意观察牙齿的萌出情况，如果存在异常，要及时带儿童去医院就诊，采取相应的治疗措施。

63. 牙齿萌出的时间和顺序如何?

（1）牙萌出有一定次序，男女间无差异，萌出的先后与牙胚发育的先后基本一致，如上颌尖牙萌出较晚，而发育却较早。

（2）牙萌出有比较恒定的时间性，但其生理范围较宽。牙萌出的时间有性别的差异，乳牙列中男孩乳牙萌出较女孩早，恒牙列反之。

（3）左右同名牙大致同时出龈。

（4）下颌牙萌出略早于上颌同名牙。

（5）牙从出现在口腔内到萌出至咬合平面一般需要 1.5 ～ 2.5 个月，尖牙往往需要最长的时间。

64. 萌出过程中有哪些常见问题?

（1）乳牙萌出时，小儿喜欢咬乳头（哺乳时）或手指，这时可让孩子咬玩具以便刺激牙龈，使牙齿顺利萌出。牙齿萌出时可引起唾液分泌增多，随年龄增长可自然消失。

（2）磨牙萌出时远中部分尚有龈瓣覆盖，其间滞留食物残渣，细菌生长繁殖可导致冠周炎和龋齿，临床上常用 3% 过氧化氢溶液和 0.9% 生理盐水冲洗、涂碘合剂或行龈瓣切除术。

（3）当发现牙齿萌出异常，应借助于 X 线片等必要检查手段，确定是否具有牙错位或各种阻萌因素，制订相关的治疗计划，定期复诊，密切观察牙齿萌出情况。

65. 什么是牙齿早萌?

牙齿早萌即牙齿萌出过早，牙齿早萌是指牙齿萌出的时间早于正常萌出时间，且萌出牙齿的牙根发育不足根长的 1/3，它分为乳牙早萌和恒牙早萌两种。其中乳牙早萌多见于初生婴儿，特别是下颌乳中切牙。恒牙早萌多见于前磨牙，下颌多于上颌。

66. 牙齿早萌的危害及处理方法有哪些?

（1）乳牙早萌较少见，如果早萌乳牙极度松动，有移位和误吸的危险，应及时拔除。如果早萌乳牙松动不明显，可保留观察。有些早萌牙齿切端锐利，可能导致舌系带附近的创伤性溃疡，可以改变喂养方式，必要时也可以拔除早萌的牙齿。

（2）恒牙早萌多见于前磨牙，是否对早萌的牙齿进行阻萌，需根据早萌牙的松动情况及对颌牙存在与否而定。如早萌牙松动不明显，可不阻萌；若对颌乳牙缺失，为防止早萌牙过长，可做阻萌器。实践证明，控制乳牙根尖周围炎症感染比阻萌更重要。因此，拔除乳牙残根、残冠，治疗有根尖病变的邻牙，是保证早萌牙继续发育的重要环节。其次应对早萌牙进行局部涂氟，预防龋病的发生。

67. 什么是牙齿迟萌?

牙齿迟萌又称牙齿萌出过迟，是指牙齿萌出期显著晚于正常萌出期。全部乳、恒牙或个别牙均可发生。

68. 牙齿迟萌的常见病因有哪些及如何治疗?

婴儿如果超过 1 周岁后仍未见第一颗乳牙萌出或幼儿超过 3 周岁乳牙尚未全部萌出称为乳牙迟萌，此时需查找原因，排除是否有“无牙畸形”。全口或多数乳牙萌出过迟或萌出困难多与全身因素有关，如佝偻病、甲状腺功能减退及营养缺乏等，个别恒牙萌出过迟多与乳牙病变、过早脱落或滞留有关。多生牙、牙瘤或囊肿的阻碍，也可造成恒牙萌出困难，此种情况只有通过 X 线检查才能发现和确诊。遗传因素造成牙齿萌出困难极为罕见，如颅骨锁骨发育不全，是一种常染色体显性遗传病，除牙齿萌出困难外，还伴有颅骨囟门不闭合和锁骨部分缺如等症状。

69. 什么是牙齿异位萌出?

牙齿异位萌出是指恒牙在萌出过程中未在牙列的正常位置萌出，而是异位萌出。多发生于上颌尖牙和第一恒磨牙，其次是下颌侧切牙和第一恒磨牙。

70. 第一恒磨牙异位萌出的临床表现及处理方法有哪些?

第一恒磨牙异位萌出是指第一恒磨牙萌出时近中阻生，伴第二乳磨牙的牙根吸收和间隙丧失。一般治疗方法包括分牙法、预成冠诱导法、口内矫治器法、口外弓法、截冠法，以及拔除第二乳磨牙等方法。

71. 牙齿替换的时间和顺序如何?

乳牙从婴儿 6 个月左右开始萌出，到 6 岁左右陆续发生生理性脱落，到 12 岁左右乳牙全部被恒牙替换。替换的顺序是乳中切牙、乳侧切牙、第一乳磨牙、乳尖牙、第二乳磨牙。

72. 牙齿替换过程中的常见问题有哪些?

（1）乳牙滞留：幼儿缺钙或者咀嚼食物过于精细时容易出现这种情况，最常见的表现是宝宝出现“双排牙”。

（2）乳牙早失：乳牙早失会影响幼儿的咀嚼功能，不利于食物的消化吸收及幼儿的颌骨发育，同时增加了发生错𬌗畸形的概率。

（3）龋齿：由于恒牙特殊的解剖结构，如果儿童尚未养成良好的刷牙习惯，易导致恒牙表面菌斑滞留，从而导致龋坏的发生。

（4）牙齿不齐：儿童在换牙期间常因乳牙滞留、乳牙早失等情况导致后继恒牙萌出障碍或异位萌出，从而引起错𬌗畸形。

（5）多生牙：顾名思义，多生牙是指正常牙齿数目外多长出来的牙齿，常可导致正常恒牙发育和萌出障碍。

73. 什么是乳牙滞留?

乳牙滞留是指乳牙的牙根未吸收或吸收不完全而未能按时脱落的现象，常导致继承恒牙的萌出受阻或异位萌出。这种情况通常发生在单个乳牙上，但也可能同时涉及多个乳牙。

74. 乳牙滞留如何处理?

一般来说，当恒牙已经萌出，而对应的乳牙尚未脱落时，应及时拔除滞留的乳牙。这样可以避免恒牙错位或阻生的发生，保障继承恒牙的正常生长和发育。在没有继承恒牙的情况下，滞留的乳牙可以维持相当长的时间，并具有一定的咀嚼功能。但滞留的乳牙一般不能终身使用，随着时间的推移，由于乳牙的衰老和磨耗，它们无法承受成人的咬合力，从而逐渐松动和脱落。因此，在滞留乳牙的治疗过程中，医生会根据患者的具体情况，给出相应的建议和治疗方案。

75. 什么是牙齿固连?

牙齿固连是牙骨质与牙槽骨直接结合，患牙的殆平面低于邻牙正常的殆平面。其临床表现有牙齿下沉、生理动度消失、患牙叩诊音异常等。

76. 牙齿固连会对牙齿牙列产生什么影响?

（1）受累牙本身：可发生脱落延迟，邻面正常接触关系改变，容易发生食物嵌塞。

（2）对有继承恒牙者，会阻碍恒牙的发育和萌出，造成恒牙延迟萌出或阻生，有时恒牙路径改变或发生扭转。

（3）对牙列的影响：牙齿固连是发生错殆畸形的隐患，固连牙颌面位置低，使得邻牙向该处倾斜，对颌牙过长，造成间隙丧失，牙弓长度减少，从而导致错殆畸形的发生。

77. 牙齿固连如何处理?

（1）定期观察：对于轻度下沉的患牙，可以采取记存模型、间隙测量、定期复查的方法，观察患牙能否自行替换。

（2）修复维持颌间高度：利用树脂、金属冠或嵌体等修复低位乳牙重建和邻接关系，防止邻牙倾斜和对颌牙过长。该方法对技术要求高，需长期观察和定期更换。

（3）松解法：在保持根尖周血供的情况下破坏牙周膜的固连处，希望由于机械破坏而产生的炎症反应可以使固连部位形成新的纤维韧带。目前对于该方法的有效性尚存在争议。操作时用外科拔牙钳夹住牙冠，向颊舌向和近远中向轻轻摇动，注意动作缓慢轻柔，以防破坏牙周血供。也可考虑松解并辅以正畸牵引。

二、牙齿萌出及替换的影响因素

78. 哪些因素影响牙齿的萌出及替换?

（1）营养缺乏：换牙期间需要较多的蛋白质、维生素和矿物质，如果过于挑食，可能使恒牙不能顺利萌出。

（2）乳磨牙患有根尖周炎：需要及时到医院将乳牙拔除，以便恒牙顺利萌出。

（3）咀嚼功能不足：在牙齿萌出的过程中，需要多咀嚼粗纤维的食物，进行前牙的啃咬活动和后牙的咀嚼运动，足够的咀嚼运动可以促进牙齿的正常萌出。

79. 遗传对牙齿萌出及替换有哪些影响?

牙齿萌出和遗传因素有关。如果父母中有一方出牙比较晚，那么受遗传因素的影响，孩子也可能会出现出牙晚的情况。

80. 环境对牙齿萌出及替换有哪些影响?

牙发育全过程和机体内外环境有密切关系，例如蛋白质、维生素和矿物质的缺乏，代谢不平衡，神经系统调节紊乱或患某些传染病（如麻疹、高热等）都会使牙体组织的形成及生长发育、矿化和萌出过程发生障碍。营养缺乏（特别是维生素 D 缺乏）、内分泌紊乱（如垂体和甲状腺功能不足）均可使牙延迟萌出。如果是全部乳牙或恒牙萌出延迟，则常与遗传和全身因素及某些基因的突变有关。

81. 口腔卫生对牙齿萌出及替换有哪些影响?

（1）当儿童口腔卫生不良时，细菌会在口腔中产生酸性物质，破坏牙齿表面的牙釉质，导致龋齿形成。龋齿不仅会引起疼痛和不适，还可能影响咀嚼功能和语言发育。

（2）牙龈炎：儿童口腔卫生不良会导致牙龈炎，即牙龈的炎症。牙龈炎通常由牙菌斑积累引起，如果不及时治疗，可能会进一步发展为牙周炎。牙龈炎会导致牙龈红肿、出血和疼痛，严重情况下牙周炎可能导致牙齿松动和脱落。

82. 营养对牙齿萌出及替换有哪些影响?

换牙期是孩子成长过程中的一个重要阶段，营养需求的增加与牙齿的生长和发育密切相关。了解换牙期所需的营养素，并通过饮食给予满足，对于孩子牙齿的健康发育非常重要。应做到营养均衡，不偏食，不挑食。换牙期所需的主要营养如下。

（1）钙质：钙质是牙齿的主要成分，对牙齿的硬度和结构起着关键作用。

（2）磷：磷也是牙齿的重要成分，与钙质共同维持牙齿的矿物质平衡。

（3）蛋白质：蛋白质有助于牙齿组织的形成和修复，促进口腔肌肉的发育。

（4）维生素 D：维生素 D 有助于钙质的吸收和利用，促进新牙的生长和发育。

三、牙齿萌出后的防护

83. 婴幼儿口腔如何护理?

（1）奶头和奶具要注意卫生：如果是母乳喂养，应该将乳头清洗干净。如果是人工喂养，奶瓶奶嘴应该定期高温消毒。

（2）适当给予温水擦拭口腔：可有效减少口腔内细菌残留，还可以起到清洁口腔的作用。当第一颗牙齿萌出后，建议家长选择指套牙刷，轻柔、简短地来回动作以清洁幼儿牙齿，每天早餐后和睡觉前至少做两次。

（3）不含奶嘴入睡：长期含奶嘴入睡可能对日后的牙齿生长造成严重影响，也可能影响口腔健康。

（4）按摩牙床：可以缓解出牙期给宝宝带来的不适感，也可促进牙齿的生长，同时有助于口腔卫生清洁。

84. 如何预防牙齿龋坏?

保持良好的口腔卫生，定期进行常规口腔检查，并及时对龋坏牙齿进行治疗，从而保证口腔健康。具体措施如下。

（1）刷牙：保证每天必须早、晚各刷牙一次，每次刷牙时间不少于3分钟。

（2）牙线：每天使用牙线清除牙缝中的食物残渣，防止细菌滋生，减少龋坏的发生。

（3）洗牙：建议每6个月或一年洗牙一次，以清除牙齿表面的牙石和牙菌斑，预防龋齿和牙周病。

（4）控制糖分摄入：减少高糖食物的摄入，避免细菌以糖为能量产生酸性物质，进而导致牙齿脱矿。

（5）及时就医：发现有龋齿症状时，尽早就诊，进行治疗，防止龋齿继续恶化。

85. 为什么要涂氟？

涂氟是为了预防龋齿。涂氟可以增强牙齿表面的抗酸能力，从而减少龋齿。若因牙釉质发育不全、口腔卫生不佳、饮食不当、遗传易感性等因素导致龋齿，则需要定期涂氟，以保护牙齿。

86. 为什么要做窝沟封闭？

牙齿表面有很多窝沟，且深浅不一，比较深的窝沟很容易残留食物、细菌等，时间长了就会导致龋齿。对于儿童来说，乳磨牙和六龄齿最容易出现窝沟龋。窝沟封闭是指将含有氟离子的窝沟封闭剂涂抹在窝沟处，使口腔内的细菌和食物残渣无法进入窝沟，以防止发生窝沟龋。如果牙齿已经龋坏，就不能进行窝沟封闭了。

87. 刷牙有哪些方法？

保持口腔卫生健康最有效的方法是刷牙，正确的刷牙方法非常重要，常用的刷牙方法有水平颤动法、竖刷法。

（1）水平颤动法：这种方法能够有效清洁牙齿，还可避免损伤牙体和牙周组织。刷牙时需要将刷毛与牙面表面成45°，刷毛头指向牙龈方向，进入龈沟和邻面区进行前后颤动，对咬合面作前后方向的颤动。

（2）竖刷法：将刷毛置于牙龈黏膜上成45°，然后用牙刷沿牙龈向牙冠方向转动，咬合牙面将牙刷放在牙合面上，以水平方向前后移动。

88. 如何选择牙刷牙膏？

（1）刷毛的硬度：牙刷的刷毛分为软毛、中毛和硬毛，牙齿敏感的人群适合选择软毛牙刷，大部分建议选择中等硬度刷毛。

（2）刷头的大小和形状：选择适合口腔结构的刷头大小和形状，刷头小一些的牙刷适合较靠后牙齿和难以到达的部位，牙刷头长度 2 ～ 2.5 厘米，刷毛 3 ～ 4 排，每排 5 ～ 8 个刷毛。

（3）手柄的设计和材质：手柄的设计应该符合人体工程学，握持舒适，不易滑动。

（4）选择适合的牙膏是保持口腔健康的关键：氟化物是预防龋齿的有效成分，可减少龋齿的发生；可根据个人口腔问题选择具有特殊功效的牙膏，如针对敏感牙齿的牙膏、抗牙菌斑的牙膏等。

89. 牙线如何使用？

（1）取一段干净的牙线，长度为 20 ～ 25 厘米。

（2）将牙线缠绕在双手中指上，用食指和拇指捏紧牙线，中间空 1.5 厘米左右的间距，将牙线轻轻通过两牙之间的接触点放入牙缝间。

（3）将牙线紧贴牙颈部牙面，并将牙线绷成 C 形，然后上下提拉，刮除牙面的菌斑及软垢，每个牙面要重复刮擦 4 ～ 6 次。

四、牙齿发育异常

90. 牙发育异常都有哪些类型？

牙发育异常包括牙齿的结构异常、形态异常及数目异常。

（1）结构异常：包括釉质发育不全和牙本质发育不全。

（2）形态异常：包括牙齿的大小异常（过大牙、过小牙）和牙外形发育异常（双生牙、结合牙、牙内陷、畸形中央尖等）。

（3）数目异常：包括多生牙、牙齿先天缺失等。

91. 什么是牙釉质发育不全？

牙釉质发育不全是指牙齿在发育期间多种因素导致的牙釉质结构的异常。

92. 牙釉质发育不全在人群中发病情况如何?

釉质发育不全（enamel hypoplasia）可定义为牙釉基质形成不全或形成缺陷。牙釉质发育不全可分为遗传性和非遗传性两大类。遗传性可分为常染色体显性、常染色体隐性和 X 连锁遗传型，非遗传性可分为局部性和全身性。国际上关于釉质发育不全的报告，发达国家报告的发病率稍低，为 4% ～ 10%；发展中国家较高，为 14% ～ 73%。

93. 有哪些因素可导致牙釉质发育不全?

（1）严重营养不良：维生素 A、维生素 C、维生素 D 及钙和磷的缺乏等。

（2）内分泌失调：甲状旁腺可通过影响钙磷的代谢从而影响牙齿的发育。

（3）婴儿和母体的疾病：小儿疾病如水痘、猩红热及严重消化不良等均是釉质发育不全的病因。另外孕妇患风疹等疾病也可导致胎儿出现釉质发育不全。

（4）局部因素：当乳牙出现严重的根尖周病变时，继承恒牙胚会受到影响从而导致釉质发育不全，这种情况又称之为特纳（Turner）牙。

94. 牙釉质发育不全有哪些临床表现?

牙釉质发育不全根据临床表现程度分为轻症和重症。

（1）轻症患者：牙釉质形态基本完整，仅表现为牙面白斑，患者一般没有明显症状。

（2）重症患者：牙面有实质缺损，出现带状或者窝状的棕色凹陷。前牙切缘变薄，后牙牙尖缺损或消失，且受累及牙齿常呈现对称分布。

95. 牙釉质发育不全如何治疗?

牙釉质发育不全的治疗方法取决于病变的程度和具体情况。

（1）再矿化治疗：适用于轻度牙釉质损伤，使用含有钙、磷等矿物质的牙膏或漱口水促进牙齿表面的再矿化过程，从而修复牙釉质。

（2）树脂充填：对于有明显结构缺陷的牙齿，使用树脂充填修复患牙。

（3）牙齿贴面修复：如果牙釉质严重发育不全，影响牙齿外观，可以使用贴面修复，以改善牙齿的外观、形状和颜色。

（4）牙冠修复：在牙釉质严重发育不全或牙齿严重受损的情况下，可能需要安装牙冠，以恢复其功能和美观。

治疗牙釉质发育不全时，应根据患者的具体情况和病变严重程度，由专业口腔医生制订个性化的治疗方案。同时，患者要保持良好的口腔卫生习惯，定期到口腔科复查，这对于预防和控制牙釉质发育不全非常重要。

96. 如何预防牙釉质发育不全？

预防牙釉质发育不全主要从以下几个方面着手。

（1）妊娠期保健：孕妇应注意个人卫生，均衡饮食，确保营养充足，特别是维生素和矿物质如维生素 A、维生素 C、维生素 D 及钙和磷的摄入，避免营养不良和感染，如风疹、毒血症等。

（2）儿童营养：婴幼儿和儿童应保证足够的营养摄入，特别是影响牙齿健康的维生素和矿物质，避免营养缺乏导致牙齿发育问题。

（3）口腔卫生：儿童长出乳牙后，家长应帮助孩子养成良好的口腔卫生习惯，包括正确的刷牙方法和饭后漱口的习惯，以预防乳牙根尖周感染导致继承恒牙牙釉质发育不全。

97. 什么是氟斑牙？

氟斑牙，也称为氟牙症或斑釉牙，是一种因牙釉质在发育期摄入过量氟而导致的牙体组织疾病。其主要表现为牙齿釉质上出现白垩色到褐色程度不等的斑块，可能伴有釉质缺损。氟斑牙具有地区性分布特点，常见于饮用水中氟含量过高的地区。

98. 氟斑牙在人群中发病情况如何？

世界各地均有氟牙症流行的报告，我国各省都有慢性氟中毒区的报道。根据地区水氟含量，氟牙症患病率为 1.5% ～ 100%；患病程度的差异也极大。我国第二次全国口腔健康流行病学抽样调查氟斑牙的患病情况：12 岁与 15 岁年龄组氟斑牙指数为 0.17 与 0.18，均属流行情况分级的阴性范围（0 ～ 0.4）。氟斑牙患病率：农村为 10.23% ～ 12.16%，城市为

4.81% ～ 5.21%，农村高于城市，也属于允许范围（10% ～ 35%）。其中天津市患病情况最重，不同年龄组城乡人群的总氟斑牙指数为 1.29 ～ 1.9，患病率为 47.5% ～ 78.1%，属中度流行。其他省市氟斑牙指数均在 0.2 以下，患病率在 7.5% 以下。

99. 有哪些因素可导致氟斑牙？

（1）水源中的氟含量过高：饮用水是氟摄入的最大来源，尤其是 0 ～ 6 岁儿童牙齿发育期间，如果饮用水中氟含量过高，会导致牙齿发育障碍，形成氟斑牙。

（2）地区性分布：氟斑牙的发病率与当地水、土壤、空气中的含氟量密切相关，具有明显的地区性分布特点，如我国的天津、河北、黑龙江、陕西、山东等地。

（3）氟摄入量超标：除了水源，氟化物还可能来自食物、空气、含氟牙膏等。儿童时期如果摄入过量的氟，尤其是在牙齿发育期间，会导致氟斑牙。

（4）接触氟的年龄：氟斑牙主要影响恒牙，因为乳牙的矿化在母亲怀孕时已经完成，并且受到胎盘的保护。而恒牙的牙釉质在儿童 6 ～ 7 岁之前完成矿化，这个时期摄入过多的氟会导致氟斑牙。

（5）过早应用含氟牙膏：儿童时期吞咽功能不健全，如果使用含氟牙膏且家长未能控制牙膏用量，可能导致儿童吞咽过多氟，引起氟斑牙。

（6）其他因素：如使用含氟量高的燃料（石煤），空气中的氟化物通过呼吸进入人体，影响氟的总摄入量。

100. 氟斑牙有哪些临床表现？

（1）轻度（白垩型）：牙釉质表面出现不透明的白色或黄色斑点，这些斑点可能局限于某些区域或弥散在整个牙面上，但通常不会影响牙齿的整体形态。

（2）中度（着色型）：牙齿表面出现黄褐色或暗棕色的斑块，这些斑块可能更加明显，且通常以上前牙最为明显。

（3）重度（缺损型）：牙釉质表面出现实质性缺损，可能呈现为线状、点状或窝沟状缺损，凹陷内有较深的染色，牙面可能失去光泽，严重影响牙齿的美观。

（4）其他表现：氟斑牙可能伴随牙齿结构的变化，导致牙齿的坚硬程度下降，更容易磨损。此外，外源性着色物质首先接触的是门牙，使得前牙着色更加显眼，而后牙由于唾液的保护作用，着色较浅。

101. 氟斑牙如何治疗？

氟斑牙的治疗方法根据病变的轻重程度和具体情况而有所不同，以下是一些常见的治疗方法。

（1）漂白法：适用于不伴有牙釉质缺损的氟斑牙，使用口腔科专用的漂白剂，如过氧化氢或过氧化脲，对牙齿进行渐进性的漂白，以达到美观的效果。

（2）冷光美白：使用漂白剂去除牙齿表面的色素，然后通过特殊光照促进漂白过程，对于轻度的氟斑牙效果较好。

（3）复合树脂修复：适用于有实质性缺损但缺损不大的氟斑牙，使用树脂材料恢复牙齿的正常解剖外形。

（4）瓷贴面修复：适用于中度氟斑牙，通过在牙齿表面贴上一层瓷材料，改善牙齿的颜色和形态。

（5）全冠修复：对于重度氟斑牙或已有较大实质性缺损的牙齿，可能需要磨除更多牙体组织后，使用全瓷冠或烤瓷冠进行修复。

102. 什么是四环素牙？

四环素牙是在牙齿发育和矿化期间服用四环素类药物而引起的牙齿变色情况。四环素牙的主要表现为牙齿着色，色泽可能从黄色逐渐加深至黄褐色、棕色，甚至灰色或深紫色，这种染色是永久性的。四环素类药物，包括四环素本身、土霉素、金霉素、多西环素（强力霉素）等，能够与牙齿硬组织结合，导致牙齿着色。牙齿的变色程度受多种因素影响，如药物种类、剂量、给药次数及服用药物时患者的年龄等。

103. 四环素牙在人群中发病情况如何？

1956 年国外最早报道四环素牙。我国从 20 世纪 70 年代开始有四环素牙的报道，国内不同地区报告的患病率从 4.9% 到 31.3% 不等。20 世纪 80 年代以后，国内已基本控制对孕妇和儿童应用四环素类药物，发病率已逐渐减少。

104. 四环素牙有哪些临床表现?

根据四环素牙形成阶段、着色程度和范围不同，可分为 4 个阶段。

（1）轻度四环素着色：整个牙面为黄色或灰色。

（2）中度四环素着色：牙着色为棕黄色至黑灰色。

（3）重度四环素着色：牙齿表面可见带状着色，颜色呈现黄灰色或黑色。

（4）极重度四环素着色：牙齿表面着色深，呈现灰褐色。

105. 四环素牙如何治疗?

如果发生了四环素牙，乳牙一般没有处理的办法。恒牙最好等到成年后再做处理，方法有：①光固化树脂修复。②高浓度过氧化氢液脱色，又分外脱色和内脱色。外脱色容易复发，内脱色需要摘除牙髓使牙齿失去活力。近年来尚有冷光美白，对于轻度四环素牙也有一定的效果。③瓷贴面或全瓷冠修复。

106. 如何预防四环素牙?

预防四环素牙的关键在于避免在牙齿发育和矿化期间使用四环素类药物。具体的预防措施如下。

（1）妊娠期妇女和 7 岁以下儿童避免使用四环素类药物：由于四环素可以穿过胎盘屏障进入胚胎体内，孕妇在妊娠 4 个月之后服用四环素类药物，胎儿发生乳牙四环素牙的风险显著升高。同样，出生后至 7 岁前的儿童使用四环素类药物，可导致恒牙发生四环素牙的风险显著升高。

（2）严格控制四环素类药物的使用：在牙齿发育期间，应避免使用四环素类药物，包括四环素、金霉素、地美环素、土霉素等，因为这些药物可以沉积在牙本质中，引起牙齿颜色改变。

（3）医生在开抗生素时要询问牙齿发育情况：在使用抗生素的过程中，医生应避免为牙齿发育中的儿童开具四环素类药物，以防四环素牙的发生。

（4）提高公众意识：加强对四环素牙的认识，让孕妇和儿童的监护人了解四环素类药物对牙齿发育的潜在危害，而避免在关键时期使用这类药物。

107. 什么是牙本质发育不全?

牙本质发育不全是牙本质发育缺陷的一种类型，是牙本质形成期间，成牙本质细胞中基质蛋白基因表达异常，影响牙本质的矿化过程及矿化程度。

108. 牙本质发育不全在人群中发病情况如何?

Shields 将遗传性牙本质发育不全分为 3 型：Ⅰ型牙本质发育不全（DGI-Ⅰ），Ⅱ型牙本质发育不全（DGI-Ⅱ）和Ⅲ型牙本质发育不全（DGI-Ⅲ）。实际上，DGI-Ⅱ型是最常见的人类显性遗传病中的一种，人群患病率约为 1/8000。

109. 牙本质发育不全有哪些类型?

根据临床表现分为 3 种亚型。

（1）Ⅰ型：除牙本质发育不全外，还伴有全身骨骼发育不全，其病因为广泛的一型胶原基因突变。

（2）Ⅱ型：即遗传型乳光牙本质，无全身骨骼异常。

（3）Ⅲ型：是被称为壳牙的一种牙本质发育不全，牙本质极薄，髓室和根管明显增大，且乳牙多发生牙髓暴露。

110. 牙本质发育不全有哪些临床表现?

根据发病原因，牙本质发育不全分为轻度、中度、严重三种情况。轻度症状牙本质发育不全一般会表现为牙齿表面疏松粗糙，有时会出现黄褐色，中度牙本质发育不全会有明显的牙齿凹陷；严重牙本质发育不全时会出现釉质完全剥脱，或牙冠形状变化或者是体积变小，很容易磨损，甚至是整个或者是大部分的牙齿都会被磨掉。

111. 牙本质发育不全如何治疗?

目前并无有效的治疗方法，只能通过牙齿修复治疗恢复受损的牙齿，目的是恢复牙齿的正常形态及咀嚼功能。常用的牙齿修复方法有光固化树脂修复、烤瓷冠或全瓷冠修复等。如果患牙已经发生了脱落，还需要进行义齿修复。遗传性乳光牙由于易受到磨损，在日常生活中一定要做好牙齿的清洁及护理，以减少牙齿发病，延长牙齿的使用时间。

112. 牙本质发育不全如何预防？

牙本质发育不全是一种遗传性疾病，目前没有特别有效的预防措施。由于它是常染色体显性遗传，可在一个家族中连续出现几代，也可以出现隔代遗传，所以早发现、早诊断是防治的关键。治疗目的主要是减轻症状和防止并发症，方法包括使用烤瓷牙进行修复或配戴𬌗垫防止牙齿磨耗，以及避免咀嚼过硬的食物和减少辛辣刺激性食物的摄入。牙本质发育不全的患者应积极配合治疗，保持正常的颌间距离，从而减少颞下颌关节疾病的发生。牙本质发育不全属于遗传性疾病，因此遗传咨询对于预防该病传递给后代也是非常重要的。

113. 牙齿发育形态异常都有哪些类型？

牙齿发育形态异常包括过大牙、过小牙、锥形牙、双生牙、融合牙、结合牙、牙内陷、畸形中央尖及弯曲牙、牛牙样牙等。

114. 什么是过大牙、过小牙？

全口真性过小牙，是患者口中所有牙形态大小均小于正常牙齿；全口相对过小牙表现为在比正常稍大的颌骨中，牙齿大小正常或稍小；单个过小牙表现为单个牙齿比正常牙齿稍小。过大牙指牙齿外形较正常牙大，分类与过小牙相同。全口牙都呈过大或过小的情形极少，单个过小牙在临床中更为常见。

115. 有哪些因素可造成过大牙或过小牙？

全口牙都呈过大或过小可能与遗传或内分泌有关，全口性过小牙可发生于先天性脑垂体功能不足、Down 综合征及外胚层发育不良的患者；单侧牙过大可见于颜面偏侧肥大者。

116. 过大牙、过小牙如何治疗？

前牙区过小牙影响美观，如果牙根长度足够，可考虑复合树脂或冠修复；过大牙若对牙周健康无影响时可不作处理，或适当调磨。

117. 什么是融合牙?

融合牙是一种牙齿发育异常，通常由两个正常牙胚的牙釉质或牙本质在发育过程中融合在一起形成，这可能导致牙齿形态的异常，影响美观和功能。融合牙可以是牙冠部融合，牙根分离，也可以是牙冠和牙根都融合。融合牙的临床表现多样，包括乳牙与乳牙的融合、恒牙与恒牙的融合、多生牙与恒牙的融合。融合牙可能影响牙列的大小和咬合关系，导致牙体、牙髓、牙周疾病。

118. 有哪些因素可导致融合牙?

融合牙的形成可能与遗传因素、压力因素、全身系统性疾病、感染性疾病、慢性氟中毒、感染及外伤、局部放射线照射等因素有关。导致融合一般是压力所致，如果这种压力发生在两个牙钙化之前，则牙冠部融合；如果这种压力发生在牙冠发育完成之后，则形成根融合为一，而冠分为二的牙。融合牙牙本质总是相连通的，无论是乳牙或是恒牙均可发生融合牙，最常见于下颌乳切牙，发病率为0.08%～2.31%，融合牙的发生有遗传倾向。

119. 融合牙如何治疗?

如果融合牙对牙齿的功能和外观影响较小，通常不需要特别处理；融合线处可做窝沟封闭预防龋齿，滞留融合乳牙可考虑拔除，如果融合牙引起牙齿外形美观，牙间隙改变和牙周健康等问题，可通过修复、正畸的方式治疗。

120. 什么是结合牙?

结合牙是两个牙牙根发育完全以后，由于创伤或拥挤等因素，由增生的牙骨质（牙根部最外层组织）将两个牙粘连在一起。结合牙常见于恒牙列，见于上颌第二磨牙和上下颌第三磨牙区，形成时间相对较晚。

121. 结合牙如何治疗?

结合牙的治疗主要取决于具体情况，包括是否影响牙齿功能、美观以及是否有导致其他口腔健康问题的风险。

（1）观察：如果结合牙对牙排列没有影响，可能不需要立即处理。

（2）切割分离：如果结合牙与多生牙结合或影响牙排列，可能需要通过手术方法将它们分离，并拔除多生牙或非功能性牙齿。

（3）预防性治疗：融合线处容易聚集菌斑，因此需要进行窝沟封闭或预防性充填来预防龋齿。

（4）拔除：如果结合牙可能阻碍继承恒牙的萌出，则可能需要适时拔除。

122. 什么是双生牙?

双生牙是指牙齿发育过程中有一个向内的凹陷，将一个牙胚分成两个相连或不相连的牙冠，但牙根仍然相连。双生牙的病因还不太明确，可能与种族、遗传因素、环境和局部刺激压迫等因素相关。双生牙主要发生于前牙区，切牙区更多见，乳牙列较恒牙列发病更多见。

123. 双生牙如何治疗?

无症状可不必治疗，若出现中线偏斜、龋坏等情况，需接受正规治疗，应用复合树脂改善牙体形态，并减少菌斑滞留区，也可以适当调整大小以保证美观。应定期观察牙列，定期复查。

124. 什么是牙齿畸形中央尖?

畸形中央尖位于牙䝟面中央窝处，呈圆锥形突起的小牙尖称畸形中央尖，高度为 1 ～ 3 毫米，部分畸形中央尖内有牙髓伸入。此种畸形一般是由于牙发育期，牙乳头组织向成釉器突起，在此基础上形成釉质和牙本质。

125. 畸形中央尖在人群中发病情况如何?

畸形中央尖发病率为 1% ～ 5%，女性发病率高于男性，多见于下颌前磨牙，尤以第二前磨牙多见，常对称发生。

126. 畸形中央尖有哪些临床表现?

畸形中央尖为圆锥形、半球形及圆柱形，高度为 1 ～ 3 毫米。中央尖折断或被磨损后，临床上表现为圆形或椭圆形黑环，中央有浅黄色或褐色的牙本质轴，轴中央有时有黑色小点，此点为髓角，此处暴露可能导致牙髓感染坏死，进而影响根尖区的继续发育。这种终止发育的根尖呈喇叭形。

127. 畸形中央尖如何治疗?

（1）观察：如果中央尖圆钝且无症状，可能不需要立即处理，可以进行观察随访。

（2）磨除：对于尖而长的中央尖，为了防止折断或过度磨损导致牙髓暴露，可在局部麻醉和严格消毒下进行分次磨除。

（3）充填：中央尖磨除后，如果牙本质暴露较多，可以使用树脂材料进行充填，恢复牙齿形态并避免对牙髓的刺激。

（4）根尖诱导成形术：如果中央尖折断并引起牙髓炎症，为了保存患牙并促使牙根继续发育，可采用根尖诱导成形术。

（5）预防性充填：一次性磨除中央尖后，根据情况采用间接或直接盖髓，然后进行复合树脂预防性充填修复。

（6）根管治疗：对于牙根已经发育完成的患牙，如果已经发生牙髓坏死或根尖周病变，可进行根管治疗。

（7）拔除：对于牙根形成不足且继发牙周病的患牙，应考虑拔除。

128. 什么是牙内陷?

牙内陷为牙发育时期成釉器过度卷曲折叠，主要表现为牙萌出后牙面出现一囊状深陷的窝洞，常见于上颌侧切牙，偶发于上颌中切牙或尖牙。

129. 牙内陷有哪些分类?

（1）畸形舌侧窝：舌侧窝呈囊状，深陷容易滞留食物残渣，有利于细菌滋生。

（2）畸形根面沟：畸形根面沟可与畸形舌侧窝同时出现为一条纵形裂沟，向舌侧越过舌隆突，并向根方延伸，严重者可达根尖部，易导致牙周组织的破坏。

（3）畸形舌侧尖：舌隆突呈圆锥形凸起，形成一个牙尖，牙髓组织也随之进入舌侧尖内，形成纤细髓角。

（4）牙中牙：牙内陷中最严重的一种类型，形态呈锥形，X 线片显示有一深入凹陷，好似包含在牙中的一个小牙，故称为“牙中牙”。

130. 牙内陷如何治疗？

对牙内陷的治疗要视其牙髓是否遭到感染而定，早期要按深龋处理，将空腔内软化组织去净，行间接盖髓术。若去腐质露髓，应将内陷处钻开，然后根据牙髓状态和牙根发育情况，选择进一步的处理方式。对根面沟的治疗要根据沟的深浅长短及对牙髓牙周波及的情况，采取相应的措施，若牙髓活力正常，但腭侧有牙周袋者，先做翻瓣术暴露牙根，整修根面沟，若牙髓无活力，伴腭侧牙周袋者可在此基础上行根管治疗术。

第三节　儿童错𬌗畸形早期矫治

一、错𬌗畸形

131. 什么是错𬌗畸形？发病情况如何？

错𬌗畸形是儿童在生长发育过程中，由于先天的遗传因素或后天的环境因素，如疾病、口腔不良习惯、替牙异常等导致的牙齿、颌骨、颅面的畸形，如牙齿排列不齐、上下牙弓间的𬌗关系异常、颌骨大小形态位置异常等。错𬌗畸形在我国儿童与青少年的患病率为67.82%，其中乳牙期为51.84%、替牙期为71.21%、恒牙初期为72.92%。

132. 错𬌗畸形的病因是什么？

（1）种族演化：在人类进化过程中，随着行走姿势的变化、火的使用、食物逐渐精细等，咀嚼器官呈适应性退化。

（2）个体发育：错𬌗畸形还跟双亲的遗传有关，是由多基因决定的。

（3）先天因素：指从受孕后到出生前，胎儿在生长发育中，各种原因所产生的胚胎发育障碍。

（4）后天因素：①全身性疾病。某些急性及长期慢性消耗性疾病，如麻疹、水痘、结核病等。②乳牙期及替牙期的局部障碍。乳牙早失、乳牙滞留、乳尖牙磨耗不足、多数乳磨牙早失、恒牙早失、恒牙早萌、恒牙萌出顺序紊乱等。③功能因素。吮吸功能异常、咀嚼功能异常、呼吸功能异常、异常吞咽、肌功能异常。

133. 错殆畸形有哪些常见表现?

（1）牙齿拥挤：最常见的牙齿畸形，表现为个别牙或多个牙齿在各个方向的错位，如唇舌向错位、近远中向错位、高低位、扭转等。

（2）牙齿间隙：与牙列拥挤相反的畸形，正常牙列中牙齿是紧凑在一起的，牙齿之间没有缝隙。但有些牙列中存在缝隙，多见于缺牙或者天生牙齿较小者。

（3）反殆：也称地包天、兜齿，就是下前牙包在上前牙的外面，随着生长发育越发明显。

（4）上颌前突：俗称“龅牙”，是我国非常常见的牙颌面畸形，表现为上牙弓或双牙弓前部过大或位置靠前。

（5）开殆：上下牙齿不能正常合拢在一起，上下牙之间出现一个缝隙，嘴巴无法闭紧。吸吮手指、咬唇、吐舌等不良口腔习惯是导致开殆的主要原因。

134. 错殆畸形的危害是什么?

（1）影响牙颌面的发育：在儿童生长发育过程中，由于错殆畸形将影响牙颌面软硬组织的正常发育。

（2）影响口腔的健康：错殆的牙齿拥挤错位，由于不易自洁而好发龋病及牙龈、牙周炎症。

（3）影响口腔功能：严重的错殆畸形可以影响口腔正常功能，如前牙开殆造成发音的异常；后牙锁殆可影响咀嚼功能；严重下颌前突则造成吞咽异常；严重下颌后缩则影响正常呼吸。

（4）影响容貌外观：各类错殆畸形可影响容貌外观，可呈现开唇露齿、双颌前突、长面或短面等畸形。

（5）全身危害：如因咀嚼功能降低引起消化不良及胃肠疾病，此外，颜面畸形可造成严重的心理和精神障碍。

135. 如何预防错殆畸形?

（1）胎儿时期：母体健康是优生和避免胎儿发育畸形的关键。

（2）婴儿时期：应注意以下方面。①正确的喂养方法：提倡母乳喂养，喂养的姿势为约 45° 的斜卧位或半卧位；②正确的睡眠位置：经常变换睡姿，尽可能采取仰卧、侧卧等睡姿；③改变口腔不良习惯：婴儿时期常有口腔不良习惯，如吮指、咬唇、吐舌或咬物等，3 岁以后这些不良习惯会逐渐消失，家长应注意观察，及时就医及时干预。

（3）儿童时期：应注意以下方面。①饮食习惯：保证营养均衡，食用富含营养和一定硬度的食物，如粗粮、坚果、苹果、有嚼劲的肉类等，促进和刺激牙颌正常发育；②防治疾病：扁桃体过大、腺样体肥大、鼻炎、鼻窦炎，应尽早治疗，保持呼吸道通畅，避免口呼吸习惯；③防龋：保持乳牙列的健康完整十分重要。

二、儿童错𬌗畸形的早期矫治

136. 儿童错𬌗畸形为什么要早期矫治?

错𬌗畸形是世界卫生组织公布的位于龋病、牙周病之后的第三大口腔流行病，我国儿童与青少年错𬌗畸形患病率近年来逐年增高。错𬌗畸形严重危害儿童牙颌面功能、形态及身心健康。儿童错𬌗畸形的早期矫治就是在牙颌面的不同发育阶段，早期及时处理牙颌面的形态结构和功能异常，通过合理有效地干预，排除口腔不良习惯、口腔及全身疾病等不良因素对牙颌面发育的不良影响，同时降低错𬌗畸形严重程度和复杂程度，促使牙颌面更协调美观，维持正常功能，提高健康水平。因此应重视错𬌗畸形早期矫治的重要作用。

137. 儿童错𬌗畸形早期矫治的原则有哪些?

（1）儿童错𬌗畸形早期矫治应遵循中国儿童牙颌面生长发育规律，在不同的颅面生长发育阶段、不同的咬合发育阶段分步进行，重在预防畸形，同时阻断早期畸形的进一步发展。

（2）儿童错𬌗畸形早期矫治的治疗目的必须明确，正确的诊断和合理的治疗计划非常重要，在对错𬌗畸形病因机制正确诊断的基础上，制订切实有效的矫治方案并选择合适的矫治器。

（3）儿童早期矫治的矫治器选择应遵循儿童佩戴矫治器舒适性与矫治效率间的平衡，早期矫治有效性与矫治效益间的平衡。

（4）需意识到儿童错𬌗畸形早期矫治有一定的局限性，要避免过度矫治。

138. 口腔功能异常造成的错𬌗畸形如何治疗?

（1）口呼吸：包括以下两种。①阻塞性口呼吸：多由腺样体和扁桃体肥大、鼻腔疾病导致鼻通道受阻导致。必要时切除肥大的腺样体和扁桃体，及时解除上气道阻塞的病因。②习惯性口呼吸：临床应针对习惯性口呼吸进行阻断性治疗，包括唇肌功能训练、舌肌功能训练、口腔前庭盾、封唇法等。

（2）异常吞咽：消除病因；通过健康宣教使家长了解正确的口腔健康知识；进行唇舌肌功能训练；对已经形成的错𬌗畸形及早进行矫治，如佩戴腭刺、腭网、舌刺、舌栅等矫治器，破除异常吞咽习惯和舌习惯。

（3）偏侧咀嚼：应尽早治疗乳牙列的龋齿，拔除残冠残根，去除𬌗干扰，改正偏侧咀嚼习惯。其次，应及时采用矫治器，如功能性间隙保持器、后牙斜面导板矫治器、扩弓矫治器、功能矫治器，纠正口腔不良习惯。

（4）语言异常：早期矫治可及时纠正影响发音的口腔不良习惯。

139. 口腔不良习惯造成的错𬌗畸形如何治疗?

（1）不良舌习惯的矫治方法：去除病因，关注扁桃体肥大和腺样体肥大；关注变态反应性疾病；纠正舌系带过短；教育儿童及时阻断不良舌习惯；对已经形成的错𬌗畸形进行早期矫治，如采用腭刺、腭网、舌刺、舌栏、带腭珠配合进行舌肌功能训练。

（2）吮指习惯：科学引导，可手指涂刺激味药水或戴护指套破除吮指习惯；可用腭网、腭刺、腭栅或加腭珠的矫治器等。

（3）不良唇习惯：对于年幼的患儿（4岁前），可先进行行为学引导，可在上下唇涂苦味剂阻断不良唇习惯；对于单纯不良唇习惯，可应用上下唇挡纠正咬下唇习惯；对于严重错𬌗畸形经过矫治后仍有吮唇习惯的患者，可以选择前庭盾防止吮唇。

140. 儿童牙弓、牙槽骨发育异常如何治疗?

牙弓/牙槽骨弓早期塑形矫治重点在于尽早阻断牙弓形态、大小的异常发育，利用矫治器配合口腔不良习惯的纠正、口周肌肉功能训练，以及生长发育潜力，恢复和促进牙弓的正常发育，恢复上下牙弓的形态与大小的协调，阻断上下牙弓形态、大小异常导致的错𬌗畸形。去除牙弓大小形态异常导致的咬合功能障碍，早期纠正下颌后缩和下颌前伸畸形。纠正上下牙弓长度和宽度发育不足，预防阻断牙量骨量不调的轻中度拥挤，减少正畸拔牙的概率。

141. 儿童牙齿反䶤如何治疗?

（1）儿童前牙反䶤：儿童前牙反䶤畸形早期矫治目标在于改善异常骨骼关系；纠正异常前牙咬合关系；改善侧貌美观度，促进心理健康发展；降低后期正畸治疗难度。

（2）儿童后牙反䶤：早期矫治的原则是尽早纠正后牙反䶤。儿童功能性后牙反䶤畸形早期矫治的原则是纠正引起下颌偏斜的各种不良习惯及口周肌肉功能异常，并积极治疗后牙反䶤畸形。在患者生长发育高峰期及高峰期前尽可能扩大上颌的宽度，并密切观察下牙弓宽度的变化。

142. 儿童前牙深覆䶤如何治疗?

儿童骨性前牙深覆䶤畸形的早期矫治均为功能矫治，目的是调整口颌系统神经肌肉功能，尤其是放松咀嚼肌，促进上下颌骨离散性生长；控制前牙的萌出，甚至压低上下前牙，促进后牙的萌出，整平上下牙弓，以打开咬合。对于骨性内倾型深覆䶤畸形患者，尽早纠正上前牙的内倾，先为下颌骨矢状向的生长创造空间，再用功能矫治器进行咬合重建和调整肌肉功能，前导下颌并促进上下颌骨后方的垂直向离散性生长。

143. 儿童前牙开䶤如何治疗?

前牙开䶤一般分为三种类型。

（1）功能性前牙开䶤畸形：由不良习惯造成，主要发生在乳牙列及替牙列早期，一般面型及骨骼无明显异常。尽可能消除造成前牙开䶤畸形的病因，尽早纠正口腔不良习惯，减轻或纠正前牙开䶤畸形。

（2）牙－牙槽骨性前牙开䶤畸形：表现为牙与牙槽骨的垂直向关系不调。对于牙－牙槽骨性前牙开䶤，根据前牙开䶤畸形形成机制对患者牙、牙槽骨进行垂直向控制。

（3）骨性前牙开䶤：指上下颌骨垂直向关系发生异常导致的前牙开䶤，治疗的关键为抑制上颌骨及上后牙的垂直向生长，控制下颌顺时针旋转。

144. 儿童换牙期间牙间隙异常如何处理?

儿童间隙管理的适应证如下。

（1）间隙内恒牙牙根尚未形成，不论有无骨质覆盖，均需要间隙保持。

（2）间隙内恒牙牙根虽已形成 1/3 ～ 1/2，但牙冠的颌面尚有骨质覆盖，表明还需一定时间才会萌出（超过 6 个月），需要间隙保持。

（3）间隙内恒牙牙根已大部分形成，颌面虽无骨质覆盖，但间隙已明显缩小，恒牙将会或已经发生错位萌出或阻生，需要间隙保持或扩大。

（4）间隙内恒牙牙根尚未形成或只小部分形成，但牙冠已发生过早萌出，需要间隙保持。

（5）从乳牙缺失位置看，上下第二乳磨牙早失、上第一乳磨牙早失、下乳尖牙早失对继承恒牙萌出及正常咬合发育的影响最大，发生以上情况时应该及时行间隙保持。

第四节　青少年矫治

一、青少年矫治的常见问题

145. 错殆畸形的矫治一定要拔牙吗?

拔牙并不是牙齿矫治的必选项。需要医生进行面诊和口腔检查，医生在制订矫治方案时，会做出相应判断：对拍摄的牙片进行评估，分析计算患者口腔内所需的正畸空间，综合患者主观诉求，在确保口腔美观和稳定的前提下尽可能不拔牙保留天然牙。例如，有些面型较好或牙列拥挤程度轻微的情况，可以通过扩展牙弓、远移磨牙、片切等方式获取间隙，排齐牙齿并解除拥挤。

146. 为什么错殆畸形矫治的时间较长?

牙齿矫治其实就是牙槽骨改建的过程。牙齿虽然是长在牙槽骨里，但并不是纹丝不动地立在牙槽骨之上，而是有一定弹性地立于牙槽骨中。牙齿矫治利用牙齿可移动的特性，即只要在牙冠上施加一定的轻力，牙齿便可缓慢移动。传统固定矫治器和隐形牙套都是先将力量施于牙冠上，然后力量会传递到牙根，最后作用于牙槽骨上，牙齿开始移动，所以错殆畸形矫治的时间较长。

147. 什么是正畸－正颌外科联合治疗？

正畸－正颌联合治疗是牙齿正畸治疗联合颌面骨骼手术的一种治疗方式。正畸治疗就是通俗所说的矫牙，正颌手术指对颌骨进行切割后重新拼接，重塑面骨的协调性，恢复患者的正常容貌，并维持功能活动的长期稳定性。对于生长发育已经完成且颌骨关系严重不协调的成年患者，正颌手术是目前唯一有效的治疗方法。

严重的骨性牙颌面畸形，包括各种先天畸形、发育畸形及外伤引起的牙颌面畸形都是正畸—正颌联合治疗的适应证。这里强调的是骨性畸形，如地包天、龅牙、突嘴、小下颌、开𬌗、偏𬌗等骨性错𬌗畸形，若无法通过单纯正畸掩饰性治疗，则需要结合正颌手术来治疗。

二、矫治器的选择

148. 常用的矫治器有哪些？

正畸矫治器主要有活动矫治器、功能矫治器和固定矫治器三种，其中金属固定矫治器是临床最常用的矫治器（俗称“牙套”）。随着技术的不断更新及患者对美观要求的提高，陶瓷托槽矫治器、舌侧矫治器及隐形矫治器也在正畸治疗中广泛应用。

149. 什么是隐形矫治？

隐形矫治又称“隐形无托槽矫治”，是牙齿矫治的一种方法。隐形无托槽矫治没有传统矫治过程中的钢丝和托槽，不影响美观。这种隐形矫治技术继承了传统的矫治技术，是计算机辅助三维诊断、个性化设计及数字化成型技术的完美结合。隐形矫治器相对精准，患者能够在可视化情况下，了解牙齿治疗前和治疗后变化，达到美观、舒适，以及更容易清洁的治疗效果。

150. 什么是传统矫治？

传统矫治就是每颗牙齿用正畸粘接剂，粘接金属或陶瓷托槽，然后将正畸的弓丝固定在托槽上，借由托槽对牙齿施加的力量，引导牙齿移动到理想的位置。

151. 隐形矫治与传统矫治有什么区别?

（1）矫治工具材料不同：传统矫治多为“钢丝牙套”矫治，该方式使用金属或陶瓷等材料。隐形矫治被称为“无托槽隐形矫治”，采用的材料是安全的弹性透明高分子材料。隐形矫治与传统矫治相比，隐蔽性更强。

（2）矫治体验度不同：传统矫治因为有钢丝紧贴在牙齿表面，长期摩擦有可能会给口腔内部组织带来伤害。隐形矫治的材料表面更为光滑，舒适度会优于传统矫治。

（3）清洁牙齿方式不同：传统矫治由于钢丝等原因，需要使用特别的牙刷清洁牙齿，避免食物残渣留在钢丝与牙齿之间的缝隙。隐形矫治的矫治器可以自行取戴，可以便于人们更好地清洁牙齿。

152. 什么是舌侧矫治?

舌侧矫治技术是将矫治器（个性化托槽和弓丝）放置于牙齿舌侧面，主要通过托槽与弓丝之间的相互作用力进行矫治，是区别于唇侧矫治的一种固定矫治技术，其在外观上看不到任何正畸治疗装置。

舌侧矫治自 20 世纪 70 年代问世以来已经有 50 多年的发展历史。早期由于该技术操作复杂，发展较慢。后随着 3D 技术的引入，舌侧矫治器的生产效率、精度都有提高，矫治器也更小巧光滑，而且大大简化了医生的操作，并提高了治疗效果。个性化舌侧矫治器使用了 3D 打印技术，为患者量身定做，精准性更高，目前已经成为口腔正畸技术的主流。

三、错𬌗畸形矫治期间的注意事项

153. 戴矫治器后需要注意什么?

（1）充分配合医生，听从医生安排，按时复诊，有问题及时与医生联系。

（2）正畸治疗开始 1 ～ 2 周会有不适感，属正常现象，每次复诊加力，牙齿可能会出现轻中度反应性疼痛或不适，一般持续 3 ～ 5 天，若 5 天后疼痛无减轻或加重应及时与医生联系。

（3）正畸治疗过程中必须保持良好的口腔卫生。

（4）饮食注意事项：不能啃食硬物及黏性食物、大块食物，较硬水果应切成小块后食用。

154. 正畸期间如何正确清洁牙齿?

每次进食后要仔细刷牙，否则堆积在牙齿上的食物残渣、软垢等可能造成牙龈炎、牙齿脱矿、牙体缺损、龋齿、牙周炎等，影响正畸治疗及口腔健康，有些患者需定期洁牙或牙周治疗。

155. 矫治器为什么会脱落?

（1）饮食及进食习惯问题：在佩戴牙套后，日常饮食一定要避免吃黏性、坚硬、带壳等食物。进食这类食物或咀嚼过快可能会造成托槽脱落。

（2）咬合问题：牙齿本身的咬合问题，如咬合较紧，或是上排牙齿与矫治器贴合较近等，均会导致托槽脱落概率的增加。

（3）托槽粘接问题：医生在粘托槽时操作不规范，比如沾上口水、未将牙齿清洁干净、光照的时间不足等，也会导致托槽脱落。另外，将弓丝强行结扎入拥挤错位的牙齿，力量过大也容易使托槽脱落。

（4）自身因素：如果患者的口腔卫生较差、脱矿情况严重，或是出现了氟斑牙，或需粘接矫治器的牙齿接受过树脂充填治疗或冠修复等，都会影响托槽的粘接效果。

156. 什么是“牙套脸”？

所谓“牙套脸”，它描述的是正畸治疗前后面部的变化：颧骨突出，颊部及太阳穴凹陷，面容消瘦，面部软组织下垂，鼻唇沟和法令纹加深等问题。“牙套脸”的出现是由多方面因素引起的，比如咀嚼肌萎缩、年龄增长等。

157. 什么是“黑三角”？

“黑三角”是两颗牙齿与牙龈之间的空隙。因为牙齿都是上宽下窄的，所以当两颗牙齿并排在一起的时候，宽的部分能够接触到，而窄的部分接触不到，就会形成一个三角区域 。正常情况下这个三角区域有牙龈乳头充填，当牙龈萎缩时就会形成“黑三角”。

158. 如何处理“黑三角”？

根据“黑三角”出现的原因及大小的不同，处理方法不同，主要有以下几点。

（1）正畸中片切：在正畸过程当中，可以做一些牙齿邻面的片切，再关闭间隙，就可以改善黑三角情况。

（2）贴面修复：通过做瓷贴面改变我们牙齿的形态及它的颜色。

（3）树脂修复：通过树脂像补牙一样，将“黑三角”区域补上来改善“黑三角”。

（4）对于牙龈萎缩严重的患者还可以行自体牙龈移植术，改善“黑三角”情况。

159. 正畸期间如何避免牙齿脱矿和牙周组织损害？

（1）保持牙齿清洁：每日至少早晚两次刷牙，饭后 30 分钟刷牙，不刷牙至少也要漱口，将残留在牙缝的食物及时清理掉。

（2）节制饮用碳酸饮料：如可乐、运动型饮料中含有多种有机酸，这些有机酸能分解钙质，侵蚀牙齿造成脱矿。

（3）使用软毛牙刷：硬毛牙刷对牙齿磨损比软毛牙刷大，经常使用会损伤牙釉质造成脱矿。

（4）使用含氟牙膏或护牙素：氟化物能预防脱矿、龋齿。需要注意的是儿童使用含氟牙膏容易误吞，即使是少量但长期累积也会导致体内含氟量过高，形成氟牙症，建议孩子不要过早接触含氟牙膏，可以定期涂氟预防脱矿。

160. 矫治期间为什么会出现牙齿“松动”？

牙齿矫治是通过外部加力的方式，牙齿是通过牙周膜“悬挂”在牙槽骨中的，让不整齐的牙齿按照治疗计划，安全而缓慢地移动，排列整齐，它属于生理运动。而在牙齿矫治过程中，牙周膜、牙槽骨等结构也会发生相应的改建移动。当牙齿移动到正确位置后，牙齿周围的牙槽骨将被重建，牙齿会变得像以前一样稳定。

161. 矫治结束后为什么要佩戴保持器？

牙齿矫治后有退回到原来位置的倾向，矫治后牙齿周围的骨骼及邻接组织的改建需要一定的时间，矫治结束后𬌗的平衡尚未建立。此外部分患者口腔不良习惯未破除或第三恒磨牙的萌出可能导致错𬌗畸形的复发。因此，为了巩固正畸治疗疗效常需要佩戴保持器。

162. 如何佩戴保持器？

（1）摘戴方法：先戴好前牙，再戴后牙，用手把保持器按上去；脱位时先脱位里面牙内侧，然后往前移动轻轻取下保持器。

（2）佩戴时间：全天佩戴（约 1 年），白天不戴晚上戴（约 6 个月），隔天佩戴（约 6 个月），部分患者可能需要终身佩戴矫治器，具体听从医生建议。

163. 如何护理保持器？

每天清洗 1 ～ 2 次并用牙刷蘸牙膏轻刷，角角落落都要刷到，然后放入凉水中，水位没过保持器。需要注意的是，保持器不能用酒精、消毒水或热水来浸泡，以免保持器老化、变形。

四、颞下颌关节紊乱病

164. 错𬌗畸形为何会引起颞下颌关节紊乱病？

颞下颌关节紊乱病的发病原因报道不同，分歧比较大，至今没有统一的说法。目前学术界公认颞下颌关节紊乱病是多因素导致的，包括生物、行为、环境、社会、情感及认知等因素，共同对颞下颌关节紊乱病的发生、发展产生影响。也有一些猜测是关于咬合紊乱，社会心理因素，或者是错𬌗畸形等因素。文献回顾及临床研究显示，各种类型的错𬌗畸形与颞下颌关节紊乱病没有直接相关性，颞下颌关节疾病在错𬌗畸形中的发生率和正常人群中的发生率无显著差异。

165. 正畸治疗与颞下颌关节紊乱病的关系如何？

目前没有证据表明正畸治疗与颞下颌关节疾病之间存在因果关系，正畸治疗是否会改善或预防颞下颌关节疾病，需要更多的纵向研究来验证。同时也有临床研究表明，规范的正畸治疗不会导致颞下颌关节紊乱病，正畸治疗能部分消除颞下颌关节紊乱病的易感因素，对降低颞下颌关节疾病的发病率有正面的影响，是颞下颌关节疾病的康复方法之一。正畸治疗并不能作为治疗颞下颌关节疾病的主要手段，在与颞下颌关节专科、正颌外科等紧密合作的情况下，正畸治疗可作为有效的辅助治疗手段。

第五节　先天发育畸形

一、概述

166. 口腔颌面部有哪些先天发育畸形?

口腔颌面部先天发育畸形是由患者个体内的遗传（基因）系统存在异常引起的，分为胚胎发育异常和牙颌面发育异常。牙颌面畸形如下颌发育过度（骨性下颌前突），下颌发育不足（骨性下颌后缩）畸形等。胚胎发育异常如母体妊娠期营养不良、内分泌紊乱、损伤、感染或某些致畸药物的影响，均可导致各胚突的发育或联合、融合发生障碍，进而引起牙颌面系统的相应畸形，最常见的此类畸形为先天性唇裂、腭裂，亦可引起偏侧小颌畸形。

167. 如何预防先天发育畸形?

（1）产前检查：在妊娠期间，尤其是妊娠 2 ～ 3 个月，应尽量避免接触可能的致病因素，提倡优生优育，禁止近亲结婚；定期进行产前检查，做好唇腭裂的筛查，利用彩超观察胎儿的面部结构，及时发现是否有唇腭裂的迹象。如果发现有唇腭裂的可能，要及时与医生沟通，根据具体情况，决定是否继续妊娠，或者选择终止妊娠，避免畸形儿的出生。

（2）基因检测：孕妈妈在妊娠期间，如果有唇腭裂的家族史，或者有其他高危因素，可以选择进行基因检测，了解自己和胎儿是否携带有唇腭裂的基因，评估胎儿发生唇腭裂的风险。

二、唇裂

168. 什么是唇裂?

唇裂俗称“兔唇”，是胚胎发育期间由于遗传因素、环境因素、妊娠期服用某些药物等原因导致口腔颌面部的先天性畸形。面部出现上唇部裂开，皮肤黏膜及口轮匝肌肉分离移位，可累及鼻牙齿等面部多个器官及组织。

169. 唇裂在人群中发病情况如何?

据调查，唇裂的发病率为 0.17%，父母一方是唇裂的，其子女的发病率可高达 2.6% ～ 5.6%，比前者高出 15 ～ 32 倍。已生育一个有唇裂的孩子，第二个出现唇裂的概率为 4%；若已生育两名唇裂子女，再次怀孕生育唇裂子女的概率就上升到 9%。近亲结婚者的子女发病率更高。

170. 唇裂有哪些病因?

唇裂产生是由遗传和环境两种因素造成的。环境因素主要由妊娠前 3 个月以下原因引起。①营养缺乏：维生素 B_2、维生素 E、叶酸、泛酸缺乏；②感染和损伤：病毒感染和不全流产；③内分泌因素：紧张和精神刺激可使孕妇皮质激素水平增高；④药物因素：环磷酰胺、苯妥英钠、四环素、水杨酸类解热镇痛药物可致畸；⑤物理损伤：放射线、微波；⑥吸烟和酗酒。

171. 唇裂有哪些临床表现?

唇裂通常为上唇裂，分为单侧、双侧和正中裂三型。根据唇裂的程度分为三度：Ⅰ度，唇裂仅限于唇红部；Ⅱ度，唇裂超过唇红，但未进入鼻孔；Ⅲ度，唇裂较多见，表现为整个上唇裂开，并通向鼻腔，有时还伴额外牙或缺牙、唇鼻翼软骨裂、切牙骨前突、牙槽突裂及腭裂。

172. 唇裂如何治疗?

唇裂的治疗是进行手术治疗，手术时间以婴儿 3 ～ 6 个月为宜，以对称性和美学为重建目标，尽量保留和恢复唇鼻部重要解剖结构特征，为正常的吸吮、呼吸、语言功能创建良好的基础。大部分一期术后患者会出现不同程度的畸形（即唇裂术后继发畸形），可于学龄前期（5 ～ 6 岁）进行唇裂术后继发畸形的修复，包括嘴唇和鼻形态的进一步矫正。

173. 唇裂术后如何进行康复治疗?

唇腭裂术后康复包括伤口护理，擦拭伤口要快速、轻柔；保持伤口清洁干燥，避免感染；正确选择及佩戴鼻模，一般在术后第 7 天开始佩戴鼻模，每天取下清洗一次；正确的瘢痕按压，促进伤口愈合。

三、腭裂

174. 什么是腭裂？

腭裂俗称“狼咽”，指上腭部的缺裂。胚胎发育第 7 周时，两个侧腭突开始在中央与中鼻突融合，由颌骨前向后方融合。如未完全融合，则形成腭裂。

175. 唇腭裂在人群中发病情况如何？

唇腭裂是我国常见的先天性畸形之一，在新生儿中发病率为 1/700 ～ 1/500，分为单纯唇裂、单纯腭裂和唇腭裂，单侧裂多于双侧裂，男女之比为 1.6 ∶ 1。唇裂以男性多见，腭裂则以女性较多。50% 为联合唇腭裂，30% 为单纯腭裂，20% 为单纯唇裂，10% 为牙槽突裂。

176. 腭裂有哪些病因？

腭裂产生是由遗传和环境两种因素造成的。环境因素主要由妊娠前 3 个月以下原因引起。①营养缺乏：维生素 B_2、维生素 E、叶酸、泛酸的缺乏；②感染和损伤：病毒感染和不全流产；③内分泌因素：紧张和精神刺激可使孕妇皮质激素水平增高；④药物因素：环磷酰胺、苯妥英钠、四环素、水杨酸类解热镇痛药物可致畸；⑤物理损伤：放射线、微波；⑥吸烟和酗酒。

177. 腭裂有哪些临床表现？

腭裂分单侧和双侧两型。按腭裂程度分为三度：Ⅰ度腭裂为软腭及悬雍垂裂；Ⅱ度为软腭和部分硬腭裂开；Ⅲ度自软腭、悬雍垂至牙槽突整个裂开，常同时伴有唇裂。软腭裂多于硬腭裂。

178. 腭裂如何治疗？

唇腭裂畸形 50% 为联合唇腭裂，30% 为单纯腭裂，20% 为单纯唇裂，10% 为牙槽突裂。唇腭裂的治疗采用多学科综合治疗，临床上称之“序列治疗”，包括正畸、手术、心理、护理等多方面的有序治疗，是多个医学专业及社会非医学专业的有机组合。目前唇腭裂患者必须接受的三次手术包括：①唇裂修复术，恢复上唇的连续性，改善吮吸语言功能，修复容貌，一般单侧唇裂是婴儿 3 ～ 6 个月，双侧唇裂婴儿 6 ～ 12 个月的时候进行手术。②腭裂修复术，关闭上腭的裂隙，隔离口鼻腔，改善发音功能，一般在患儿1岁左右进行。③牙槽突裂修复术，关闭口鼻瘘，恢复牙弓的连续性，为牙齿正畸提供基础。

179. 腭裂术后如何进行康复治疗?

唇腭裂术后康复主要包括伤口护理、语音训练、心理支持等方面。

（1）伤口护理：术后要密切关注宝宝的伤口情况，保持伤口清洁干燥，避免感染。

（2）语音训练：语言康复一般在术后6个月即18个月至3岁展开，初次语音评估，一般会安排在2岁半至3岁，其中语音训练是唇腭裂宝宝康复的重要环节。家长可以学习一些简单的语音训练技巧，如发音示范、口腔肌肉锻炼（吹气球、吸吸管）等，帮助宝宝改善发音质量。同时，要鼓励宝宝多说话、多练习，提高语言表达能力。

（3）心理支持：家长要给予宝宝足够的关爱和支持，帮助他们建立自信心，勇敢面对困难。

四、牙槽突裂

180. 什么是牙槽突裂?

牙槽突裂是指上颌骨牙槽突内的骨发育缺陷。75%的唇裂或唇腭裂患者有牙槽突裂。牙槽突裂通常位于侧切牙和尖牙之间，但也可以发生于中央切牙和侧切牙之间。牙槽突裂的裂隙不仅局限于牙槽突裂部分，也可累及上颌骨基底和鼻底，临床多见于完全性唇腭裂的患者。

牙槽突裂是比较常见的先天畸形，常与完全性唇腭裂相伴发，发生率为75%。

181. 牙槽突裂有哪些病因?

在胚胎第6周时，额鼻突上皮板从中部向前、后被间充质代替，以分隔嗅囊和原始口腔，其位置相当于以后的腭前孔和鼻前孔间的区域，形成未来的鼻小柱、上唇正中部和上颌切牙骨。在此阶段若中胚层发育中断、上颌突与内侧额鼻突尾端在一侧或两侧未连接或未形成上皮板，在出生后即呈现为一侧或两侧不同程度的唇裂，还可伴有牙槽突裂。

182. 牙槽突裂有哪些临床表现?

牙槽突裂通常位于侧切牙和尖牙之间，也可以发生于中央切牙和侧切牙之间。牙槽突裂的裂隙不仅局限于牙槽突裂部分，也可累及上颌骨基底和鼻底，临床多见于完全性唇腭裂的患者。牙槽突裂会导致牙槽突骨缺损、上颌骨不连续、发育中的牙列紊乱和面中部生长受抑制，还会引起口鼻瘘、液体反流等问题。

183. 牙槽突裂如何治疗?

牙槽突裂植骨术是牙槽突裂患者重建牙槽骨的常用方法，手术目的在于修复牙槽骨、鼻底和鼻翼底部的骨缺损，同时闭合口鼻瘘，促进侧切牙或尖牙向新形成的牙槽骨萌出，改善鼻翼底部的形态。在植骨骨源的选择中，髂骨因为有丰富的纯粹颗粒状骨松质，取骨方法简便而被广泛应用。

184. 牙槽突裂术后如何进行康复治疗?

①术后保持健侧卧位或平卧 1 ～ 3 天，上唇和髂骨术创处敷料加压用于预防出血，帮助伤口愈合。②术后注意叮嘱患儿不要舔舐、吮吸口内伤口。③刷牙时要使用软毛小头牙刷轻刷，注意避开口内伤口处。④髂部伤口的缝线，术后 10 天左右拆除，洗澡时要注意及时擦干缝线。注意不要抓挠伤口，其间要穿宽松舒适的裤子，3 个月内避免剧烈运动和重体力劳动。

第六节　常见口腔疾病

185. 什么是奶瓶龋?

奶瓶龋（又称哺乳龋）是已经长了牙齿，但还在用奶瓶吃奶的婴幼儿所患的一种龋病，主要是因为婴儿睡眠时不断吸吮奶瓶而造成的龋齿。喂奶时，奶嘴在宝宝的嘴里恰好放在上下门牙的中间，奶头顶在腭部，吮吸奶液时，几乎能使所有门牙都浸泡在奶液里，这样，在宝宝吸奶获得营养的同时，口腔的细菌也借有利条件而生长繁殖起来，再加上喂奶不定时，使得牙齿在奶液里浸泡的时间无限延长；或为图省事，宝宝含着奶瓶入睡；或喂奶后，宝宝很快入睡，无法清理口腔，从而使口腔内细菌大量繁殖，久而久之造成牙齿脱矿、牙冠剥脱，形成残根或牙碴。

186. 奶瓶龋有哪些表现？

（1）主要发生在上颌乳前牙的唇面，与奶嘴贴附于上颌乳前牙唇面有关，随着时间的延续，还可波及乳尖牙和乳磨牙。

（2）少见于下颌乳前牙，可能与吸吮时下颌、下唇运动、瓶嘴所贴附牙面的位置近舌下腺和下颌下腺导管的开口等因素有关。

（3）可较快发展为广泛性龋。由于萌出的乳牙钙化程度低，牙质软，又是多个牙齿同时浸泡在奶液里，故龋坏速度快，龋坏牙数多。

（4）初期奶瓶龋表现不易引起家长的注意。主要是在上颌乳切牙唇面的牙颈部形成一条白垩色脱矿带，随着龋蚀的发展，这条脱矿带的颜色越来越深，范围越来越大，环绕着牙齿，使牙齿表面硬组织剥脱，甚至形成残根。

187. 奶瓶龋如何治疗？

奶瓶龋是多个牙齿的广泛性龋坏，治疗时首先进行药物治疗。以涂药方法治疗龋病主要适用于龋损面广泛的浅龋或剥脱状的环状龋，不易制备洞形的乳牙，这类龋损常见于乳前牙邻面和唇面，有时也可见于乳磨牙牙𬌗面和颊面。其次应及早及时进行修复治疗，因为药物治疗并不能恢复牙体外形，仅起抑制龋蚀进展速度的作用。乳牙龋坏后，可使婴幼儿的咀嚼功能降低。多个牙牙冠破坏严重时，可致乳牙冠长度缩短、咬合高度降低，对颌面的正常生长发育及恒牙列的形成均有不良影响。因此去除病变组织，恢复牙体外形、提高咀嚼功能的修复治疗也很重要。

188. 如何预防奶瓶龋？

（1）控制幼儿每次使用奶瓶的时间，戒除用奶瓶吸奶诱导幼儿入睡的习惯。

（2）1 周岁后停止使用奶瓶，可训练用杯子喝奶，喝完奶后可再给少量白开水。

（3）不要将牛奶、果汁或其他甜水如软饮料放入奶瓶。

（4）幼儿养成喝白开水的习惯，起到清洁口腔的作用。

（5）使用牙线清洁乳牙邻面。

（6）孩子长出第一颗乳牙后，就开始为孩子刷牙。3 岁以下可用清水刷牙，3 岁以上可选用儿童含氟牙膏。

（7）每 3 个月到医院进行一次口腔检查。

（8）根据医生的建议，定期涂氟。

（9）增强幼儿体质，随着幼儿生长需要调整饮食成分，逐渐添加辅食。

189. 什么是乳牙牙髓炎?

乳牙牙髓炎指乳牙牙髓组织的炎症，多由感染引起，感染主要来自深龋。

190. 乳牙牙髓炎有哪些临床表现及治疗原则?

（1）临床表现：乳牙牙髓炎多由龋源性感染引起，患牙可查及近髓腔的深龋或其他硬组织疾病，或可见充填体存在，常伴自发痛、阵发痛、夜间痛，冷热温度刺激可诱发疼痛或疼痛加重，如牙髓已有化脓或部分坏死还可出现“热痛冷缓解”。

（2）治疗原则：去除感染和慢性炎症，消除疼痛；延长患牙的保存时间；防止对继承恒牙产生病理性影响。采用间接牙髓治疗、直接盖髓术、牙髓切断术、根管治疗及干髓术等方法治疗。

191. 乳牙根尖周炎有哪些临床表现及诊治原则?

乳牙根尖炎指乳牙根尖周炎，主要表现为咬东西或咀嚼时，或食用温热的食物或饮料时，出现异常疼痛，患部周围的牙龈红肿、触痛、偶尔相对应的牙龈有脓液。如果感染散布至周围部位，还可出现脸部和颈部淋巴结的肿胀，严重者还会引起全身性感染，出现发热和头痛等全身症状。

乳牙根尖周炎的治疗原则是保存患牙到牙齿正常替换的时期，在此期间，患儿需要加强口腔卫生管理，按时到医院复诊，便于医生了解病情变化。

192. 萌出性龈炎有哪些临床表现及治疗原则?

萌出性龈炎是儿童慢性龈炎的一种特殊形式，是在乳牙和第一恒磨牙萌出时常出现的暂时性牙龈炎。临床上有时可见覆盖牙的黏膜局部肿胀，呈青紫色，内含组织液和血液，称为萌出性囊肿和萌出性血肿。正在萌出的牙齿的冠周牙龈组织充血，无明显自觉症状，随着牙齿萌出自愈。

治疗原则：轻微的炎症无须特殊处理，改善口腔卫生即可减轻牙龈症状。炎症较重时可用 3% 过氧化氢溶液和 0.9% 生理盐水冲洗，局部涂碘甘油。伴有淋巴结肿大或间隙感染时需要全身应用抗生素进行治疗。萌出性囊肿可以随着牙齿的萌出而消失，影响萌出时可切除部分组织暴露牙冠。

193. 什么是牙列不齐?

牙列不齐是最常见的错𬌗畸形，多发生在前牙区，表现为个别牙或多颗牙齿在各个方向的错位，如唇舌向、近远中向错位、高位低位、扭转等，也就是常说的牙齿里出外进、参差不齐。牙列不齐多与其他错𬌗畸形同时存在，影响局部牙齿清洁，易引起龋齿、牙周问题。牙列不齐是由于牙量大于骨量，受遗传和环境因素影响。

194. 牙列不齐怎么办?

牙列不齐时通过增加骨量或（和）减少牙量，使牙量与骨量趋于协调。

（1）增加骨量的方法：①使用固定快速螺旋扩弓器或活动慢速扩弓器开大腭中缝扩展牙弓宽度；②螺旋扩弓分裂基托和四眼扩弓簧扩弓；③使用口外弓、摆式矫治器、微种植钉、唇挡推磨牙向远中移动增加牙弓长度；④功能性矫治器刺激牙列及颌骨生长；⑤通过骨牵张成骨术等外科手段使牙槽骨生长。

（2）减少牙量的方法：①邻面去釉减小牙的近远中径；②拔牙减少牙数。轻度牙列拥挤选择非拔牙矫治，通过扩弓或邻面去釉来解除拥挤。中度拥挤需要结合患者侧貌，经全面测量分析后再决定拔牙或不拔牙。重度拥挤多采用拔牙矫治。

195. 发现孩子嘴突怎么办?

造成孩子嘴突的原因有遗传和环境因素（因慢性鼻炎、腺样体肥大而口呼吸，吐舌习惯等）。如存在不良习惯，应先治疗鼻咽部疾病，纠正不良习惯，锻炼唇肌闭合能力。牙突分骨性前突和牙性前突。骨性前突又分为上颌发育正常下颌后缩者；上颌发育过度下颌发育正常者；上下颌均前突者。对于处于生长发育高峰期或高峰期前的患儿选择功能性矫治器抑制上颌骨发育，促进下颌骨发育或者推上牙弓向后或导下颌向前。重度骨性前突选择成年后正畸 - 正颌联合治疗。牙性前突则通过拔牙或者推磨牙向后，为改善上下前牙唇倾度和上下唇突度提供间隙，从而改善侧貌。

196. 什么是地包天?

地包天又叫兜齿、鞋拔子脸、前牙反𬌗，是指下前牙咬在上前牙的唇面，使面部呈凹面型，多数伴有颌骨发育和颅面关系异常。前牙反𬌗分为牙性、功能性、骨性前牙反𬌗。牙性前牙反𬌗多是由于替牙障碍，个别牙反𬌗，上下颌骨正常；功能性前牙反𬌗往往有下颌前伸习惯，前牙可退到对刃，上下颌骨发育正常；骨性前牙反𬌗是由于上颌骨发育不足或下颌骨发育过度或者二者均存在，下颌不能后退到对刃。

197. 地包天怎么矫治?

地包天应及早进行干预治疗，去除病因，阻断骨骼畸形发展。乳牙反𬌗应纠正不良习惯（不正确的哺乳姿势、咬上唇、下颌前伸等），调磨存在𬌗干扰的牙尖，𬌗垫舌簧矫治器唇向移动舌倾的上前牙解决反𬌗。替牙期和恒牙列早期反𬌗：牙性反𬌗可用𬌗垫舌簧、2 乘 4 固定矫治；功能性反𬌗或轻度上颌骨发育不足者多采用 FR Ⅲ功能性矫治器，利用口周肌的力量促进上颌骨发育，抑制下颌骨向前发育；骨性反𬌗者利用患者生长发育潜力促进上颌骨发育，抑制下颌骨向前发育，如快扩前牵。对于成人骨性反𬌗可掩饰性正畸治疗或者正畸 - 正颌联合治疗。

198. 咬合太深看不到下颌牙齿怎么办?

咬合深看不见下牙即深覆𬌗，深覆𬌗分为牙性、骨性深覆𬌗。

（1）牙性深覆𬌗（因前牙过度萌出）：使用摇椅或平导压低上下切牙。

（2）骨性深覆𬌗：①前牙齿槽发育过度：使用多用途弓、种植支抗压低前牙齿槽，下颌配合平导。②后牙齿槽发育不足：伸长后牙，促进后牙齿槽发育；对于有生长潜力的患儿可用功能性矫治器导下颌骨向前。③伴有露龈笑且面下 1/3 过短者可正颌外科治疗。

199. 上下牙咬不住怎么办?

上下牙开𬌗是指上下前牙切端之间垂直向存在间隙，没有咬合。开𬌗一般受遗传、全身疾病和不良习惯（口呼吸、吮指、咬唇、伸舌、吐舌习惯等）影响。如存在不良习惯，应及时纠正不良习惯。针对不同的不良习惯，乳牙或替牙早期开𬌗可佩戴舌刺、舌篓，手指上抹芥末，进行唇肌训练等。牙性开𬌗和轻度骨性开𬌗患者采用固定矫治伸长前牙、压低后牙；严重骨性开𬌗（前下面高过大，唇闭合困难）需正畸–正颌联合治疗。

200. 唇腭裂什么时候开始矫治?

唇腭裂是在胚胎发育关键时期由于受到某些因素的影响，面部和腭部的结构发生融合失败所致，形成了唇腭部的裂隙，鼻、唇上颌骨三维的畸形。表现为上唇开裂、鼻部塌陷、上腭部裂开、牙槽突裂，上颌骨发育不足、前牙牙弓狭窄，反𬌗或开𬌗、面中部凹陷畸形，吮吸障碍、腭裂语音、牙列紊乱、听力及心理障碍等。

唇腭裂治疗是由多学科协作的综合序列治疗，在生长发育的不同阶段按一定程序，采用不同的方法对牙颌面形态、功能和心理缺陷进行系统治疗。其中包括婴儿期整形治疗、乳牙期及替牙期正畸治疗、植骨术前正畸治疗、恒牙初期正畸治疗、正畸 – 正颌联合治疗（表 1）。

表 1　全唇腭裂的序列治疗

年龄	治疗方法	治疗相关科室
出生前	筛查、咨询	妇产科、护理、社会工作者
新生儿	喂养指导、腭护板、鼻翼 – 牙槽畸形矫正、父母心理疏导	护理、口腔正畸科 / 儿童早期矫治科、心理科
3 ～ 6 个月	唇裂修复术、牙槽缝合术	口腔颌面外科或整形外科
12 ～ 18 个月	腭裂修复术	口腔颌面外科或整形外科
1 ～ 2 岁	听力检测	耳鼻喉科
3 ～ 4 岁	语音评价、牙齿发育及咬合检查	语音治疗师、儿童口腔科
4 ～ 6 岁（学龄前）	咽成形术	口腔颌面外科
4 ～ 6 岁	全身发育检测、智商检测、心理评估	儿科、心理科
7 ～ 10 岁	齿槽裂植骨术前正畸	口腔正畸科 / 儿童早期矫治科

续表

年龄	治疗方法	治疗相关科室
8～11岁	齿槽裂植骨术	口腔颌面外科或整形外科
12～16岁	颌骨畸形的矫形治疗及牙膜畸形的正确治疗	口腔正畸科
17岁	鼻唇Ⅱ期修复（非正颌）	口腔颌面外科
18岁	正颌－正畸联合治疗、鼻唇Ⅱ期修复	口腔颌面外科、口腔正畸科、口腔修复科

201. 阻塞性睡眠呼吸暂停低通气综合征可以通过口腔矫治器改善吗?

依据患者的不同症状可给予合适的治疗方法。对于单纯性鼾症和轻度睡眠呼吸障碍的患者，口腔矫治器是首选方法。根据作用原理分为下颌前移器、舌牵引器和软腭作用器。目前口腔矫治器治疗阻塞性睡眠呼吸暂停低通气综合征的止鼾效果公认较好，患者主观症状和检查指标均有明显改善。

202. 阻生牙 / 埋伏牙如何处置?

阻生牙是由于骨、牙、纤维组织、囊肿或牙瘤等的阻挡而不能自然萌出到正常位置。对于上前牙、第二前磨牙阻生，应分析阻生的原因，对因治疗，去除萌出阻力，如牙根形成2/3以上而萌出力不足时应开窗正畸牵引。而阻生的第三磨牙一般情况下拔除即可。对于埋伏在颌骨中的多生牙无须矫治，其中影响正常恒牙发育的或是有病变倾向的应尽早拔除。

第三章

老年篇

第一节　老年口腔医学的概念及流行病学

一、概念

203. 什么是老年口腔医学？

老年口腔医学是研究老年人口腔组织结构衰老发生、发展变化规律及老年人口腔疾病防治的学科。

204. 老年口腔医学主要包括哪些内容？

老年口腔医学的研究内容主要包括老年口腔解剖、组织、生理的增龄性变化，老年人口腔疾病与全身健康的关系，老年人的牙体牙髓病变、黏膜病变及牙周病变，老年人口腔颌面外科疾病的发病和防治特点，老年口腔修复的特点等内容。

二、老年口腔流行病学

205. 目前我国老年人口腔健康状况如何？

2015 ～ 2017 年，我国开展并完成了第四次全国口腔健康流行病学调查，65 ～ 74 岁年龄组口腔健康状况如下：恒牙患龋率高达 98.7%；牙周健康率仅为 9.3%；口腔黏膜异常中最常见的是脓肿，其次是扁平苔藓及白斑等；平均存留牙数为 22.5 颗，无牙颌率为 4.5%，18.3% 的人牙列完整（不包括第三磨牙），47.7% 存在未修复的缺失牙，行义齿修复的人群中，13.1% 为非正规义齿。

206. 老年口腔疾病有哪些特点?

随着年龄的增长，老年人生理功能出现一定下降，口腔会出现明显的退行性改变，如唾液腺的萎缩导致口腔干燥，使清洁及保护能力减弱，牙齿的磨耗、磨损导致咀嚼功能变差等。

此外，老年口腔疾病与全身疾病密切相关，如糖尿病、冠心病、慢性阻塞性肺疾病、舍格伦综合征、头颈部肿瘤放射治疗、认知功能障碍（如老年痴呆）、精神疾病（如焦虑、精神分裂等）、运动功能障碍（如脑卒中、帕金森病）等，会影响口腔卫生习惯从而引起口腔健康状态的变化。

207. 糖尿病对老年人口腔健康有哪些影响?

糖尿病是较为常见的老年病，糖尿病并不直接导致口腔问题，但可以通过影响微循环使牙周组织对局部致病因子的抵抗力下降，同时唾液减少及口腔自洁能力变差，引起牙周炎、口干、口腔黏膜病等相关口腔疾病，严重的牙周炎还会加剧胰岛素拮抗，使糖尿病患者血糖控制更加困难。

208. 消化系统疾病对老年人口腔健康有哪些影响?

消化系统疾病和口腔健康之间是相互影响的关系，消化系统疾病会导致味觉减退、口腔溃疡、龋齿等疾病；缺牙及义齿功能不良可导致咀嚼困难，限制老年人的食物选择，存在咀嚼困难的患者往往因不愿选择如芹菜、苹果、牛肉等坚韧的食物而导致膳食不平衡。另外，龋病、牙周病或根尖周疾病所引发的慢性疼痛、口干，以及由药物和衰老引起的味觉和嗅觉改变也可影响患者的食欲和进食，导致营养不良，进而影响全身健康。

209. 头颈部肿瘤放射治疗对老年人口腔健康有哪些影响?

头颈部放疗可能引起口腔黏膜炎、唾液腺功能障碍、放射性颌骨坏死及味觉减退或丧失等问题，临床可表现为疼痛、口干、龋齿、消化不良、颌骨疼痛肿胀、牙齿松动、食欲缺乏等症状，长期可导致咀嚼困难及营养吸收不良。

210. 精神心理因素对老年人口腔健康有哪些影响?

长期处于焦虑、抑郁等负面情绪会导致老年人免疫力下降，口腔易滋生细菌，增加口腔疾病的风险；另外，不良的口腔健康状况也会引起老年人自卑、社交障碍等心理问题，影响个体的生活质量。

第二节　老年人常见口腔疾病

一、牙体缺损

211. 什么是牙体缺损？

牙体缺损是指牙体硬组织不同程度的外形和结构的破坏、缺损或发育畸形。牙体缺损可造成牙体形态、咬合和邻接关系的异常，影响牙髓和牙周组织甚至全身的健康，对咀嚼、发音和美观等也将产生不同程度的影响。

212. 哪些因素可造成牙体缺损？

造成牙体缺损最常见的原因是龋病，其次是外伤、磨损、楔状缺损、酸蚀和发育畸形等。

213. 牙体缺损对口腔健康有什么危害？

牙体缺损可导致不同程度的牙本质敏感症状，若缺损累及牙髓可出现牙髓充血、发炎甚至坏死，进而引起根尖周病变；牙体缺损破坏正常牙齿之间的邻接关系时，可导致食物嵌塞、局部牙龈的炎症；累及多颗牙的大范围牙体缺损可能影响咀嚼效率，严重者导致咬合功能紊乱；牙体缺损还会影响美观、发音等。

214. 牙神经治疗完成后还需要做什么处理？

牙神经治疗完成后，牙齿失去牙髓内血运营养供应，牙体硬组织变脆易折裂。此外，有些前牙死髓后存在牙齿变色问题，因此牙齿完成神经治疗后，应进行牙冠修复，保护牙体并恢复美观。

215. 什么是烤瓷冠？

烤瓷冠也称金属烤瓷冠，是先由合金制成金属基底，再在其表面覆盖与天然牙色泽相似的低熔瓷粉，在真空高温烤瓷炉中烧结熔附而成的修复体，兼有金属全冠的强度及全瓷冠的美观。

216. 什么是全瓷冠?

全瓷冠是指不含金属，完全以陶瓷材料制成的覆盖整个牙冠表面的修复体，相对于金属有更好的生物相容性。基于成分不同，全瓷冠主要分为玻璃基全瓷冠、氧化铝基全瓷冠及氧化锆基全瓷冠，其中氧化锆基全瓷冠的强度最高。

217. 烤瓷冠和全瓷冠有什么区别?

烤瓷冠与全瓷冠的主要区别是烤瓷冠的内层为金属基底，含金属成分，而全瓷冠则不含金属成分。部分烤瓷冠的合金成分会对某些影像学检查（如磁共振成像）的结果产生干扰。其次，金属烤瓷冠的金属基的氧化物能渗透到牙龈组织，生物相容性较全瓷冠差。此外，由于金属烤瓷冠外层的瓷层需要遮盖内层金属颜色，导致烤瓷冠色泽较全瓷冠通透性差。

218. 戴入牙冠后的注意事项有哪些?

首先，若粘接牙冠时使用水门汀类粘接剂，需要遵医嘱待粘接剂完全凝固后再使用牙冠。

其次，瓷类材料牙冠应力疲劳会加大折裂风险，应谨慎使用全瓷冠及烤瓷冠咀嚼硬物。

再次，牙冠同天然牙一样需要清洁到位，每天应使用牙刷及牙线清理维护修复体。

219. 戴入牙冠后对身体健康及体检有影响吗?

正规制作的牙冠不但不会对身体健康产生影响，还能恢复牙齿的生理功能及美观。部分烤瓷牙冠包含的某些合金成分可能会干扰影像学检查（如磁共振成像）的结果，对金属过敏者或有特殊检查需求者建议采用全瓷冠修复。

220. 戴牙冠的牙齿能洗牙吗?

我们常说的洗牙，是指专业的医务人员用专业的器械对牙齿进行深度清洁，去除附着在牙面上的牙石，这些牙石是日常刷牙刷不掉的。戴牙冠的牙齿也参与进食咀嚼活动，牙冠边缘和基牙结合的部位一般在牙颈部，也会堆积牙石，因此戴牙冠的牙齿是应该参与洗牙的。

二、牙列缺损

221. 什么是牙列缺损？

牙列缺损是上颌或下颌的牙列中部分牙齿的缺失，同时仍余留不同数目的天然牙。牙列缺损不仅影响美观，还可能导致咀嚼功能受损、发音不清、面部外观改变等问题，是一种常见的口腔疾病。

222. 老年人牙列缺损的患病情况如何？

2015 年第四次全国口腔健康流行病学调查最新公布的部分数据显示，全国人民的口腔健康意识和行为态度都有不同程度的改善，其中 65 ～ 74 岁老年人平均余留牙为 22.5 颗，无牙颌的发生率为 4.5%，缺牙的修复率为 63.2%。牙齿缺失和义齿修复状况均优于 10 年前的调查数据，但对于成年人群，特别是对于老年人及居住在农村地区的人群，还需在口腔健康促进方面做更多努力。

223. 老年人牙列缺损有哪些原因？

老年人牙列缺损的主要原因有龋病、根尖周病、牙周病及外伤。此外，遗传因素、先天性缺牙、生理性退变、颌骨骨髓炎和肿瘤等也可能导致老年人牙列缺损。

224. 牙列缺损对老年人的健康会产生什么影响？

（1）牙列缺损会导致老年人的咀嚼功能降低，进而影响食物的消化吸收甚至会引起营养不良、贫血等问题。

（2）牙列缺损会导致牙齿的支撑作用消失，面部皮肤和肌肉可能会出现松弛和塌陷，使面部显得苍老，影响美观和发音。

（3）长期牙齿缺失会导致相邻牙和对颌牙的移位和倾斜，甚至会造成咀嚼功能紊乱、面部不对称等问题。

（4）牙列缺损会对老年人的颌骨健康产生影响，长期缺牙可能导致颌骨吸收和萎缩，进一步影响口腔健康。

（5）对于已经存在牙列缺损的老年人，建议及时进行修复治疗，以恢复口腔健康和生活质量。

225. 牙列缺损有哪些修复方法?

牙列缺损的修复方法可分为固定局部义齿修复、可摘局部义齿修复及种植义齿修复。固定局部义齿又称固定桥，是指固定在缺牙间隙两侧健康牙上的义齿，患者不能自由摘戴。可摘局部义齿俗称“活动假牙”，义齿主要通过固定在余留天然牙上的卡环等固位装置和基托保持义齿在牙列中的位置，患者可以自由摘戴。种植义齿修复是把人工牙根植入缺牙区的牙槽骨内，待人工牙根和牙槽骨结合后，再进行上部牙冠修复的方法。

226. 什么是固定桥?

固定桥由固位体、桥体和连接体三部分组成，是利用缺牙间隙两侧或一侧的健康天然牙作为基牙，在基牙上制作固位体，并与人工牙连接成为一个整体，通过粘结剂将义齿粘固在基牙上。

227. 固定桥修复有哪些优缺点?

固定桥修复的优点包括咀嚼效率高、固位好、支持作用稳定、无明显异物感、不影响发音、性能好，以及无须患者摘戴等。然而，固定桥也存在一些缺点，如需要磨除部分基牙牙体组织，可能导致基牙牙髓受到刺激，甚至引起牙髓炎。此外，固定桥对基牙的要求较高，如果基牙存在牙体牙髓问题不健康或牙周组织状况不佳，可能会影响固定桥的修复效果。同时，相对于其他修复方式，固定桥修复的费用较高，需要患者有一定的经济能力。

228. 固定桥松动脱落了怎么办?

当固定桥松动脱落时，应保存好脱落的固定桥，注意防止误吞误咽，并及时寻求专业口腔医生的帮助。如果是因牙问题导致的松动脱落，需要对基牙进行再预备或治疗；如果是因为固定桥设计或制作问题导致的脱落，需要重新制作固定桥；如果是因为粘结剂问题造成粘接层破坏，则重新粘结即可。

229. 固定桥修复后可以做磁共振检查吗?

固定桥修复后是否可以做磁共振检查，主要取决于固定桥所使用的材料。如果固定桥修复使用的是全瓷材料（不含金属），那么可进行磁共振检查。如果固定桥修复使用的是金属材料，检查时可能会产生伪影，影响检查结果的准确性。此外，金属材料还会引起磁场干扰，导致患者产生不适或疼痛。因此，在进行磁共振检查前，最好先咨询专业医生。

230. 老年人固定桥修复后如何维护?

老年人固定桥修复后首先要保持口腔卫生，应坚持刷牙并使用牙线来清洁牙缝之间的食物残渣。固定桥桥体下方比较难清洁，可以使用冲牙器或牙缝刷进行清洁。其次应避免吃过硬、过黏的食物，这些食物容易导致固定桥松动或破损或脱落。另外要注意观察固定桥修复后的牙齿情况，如果出现冷热酸甜敏感的症状，不要过于紧张，尽量避免刺激，大部分患者会自行缓解。如果症状加重，比如出现自发痛或冷热刺激痛加重，需及时拆除，治疗患牙并重新修复。最后要定期复查，及时发现固定桥是否有基牙龋坏、牙龈炎症或固定桥破损、松动等情况，并及时进行处理。

231. 活动义齿有哪几类?

活动义齿根据口内是否留存牙齿可分为可摘局部义齿和全口义齿；按照制作方式可分为塑料胶连式和金属铸造支架式。

232. 什么是铸造支架活动义齿?

铸造支架活动义齿一般由金属整体铸造支架和塑料基托及人工牙构成，因支架取代了部分塑料基托，不但使义齿坚固耐用，且体积明显减小，增加了美观和舒适感。

233. 什么是胶连义齿?

胶连义齿主要由树脂构成，以弯制钢丝卡环固位的义齿，其制作工艺相对简单，修改方便，对余留牙条件要求较铸造支架义齿低。

234. 什么情况下选择活动义齿修复?

活动义齿适用范围很广，从个别牙缺失到多数牙缺失的牙列缺损、牙列缺失，甚至伴软硬组织缺损的情况下均可采用。

235. 活动义齿修复的优缺点有哪些?

活动义齿修复优点是磨除牙体组织少，患者能自行摘戴清洁，制作较简便，费用相对较低，便于修理，适应证范围广等。

活动义齿修复缺点是义齿体积大、部件多，异物感明显，有时会影响发音，甚至引起恶心。并且活动义齿有一定动度，稳定性和咀嚼效率不如固定义齿。此外，若义齿设计不合理或患者口腔卫生习惯差，还可能对患者造成牙齿损伤、黏膜溃疡、龋病、牙周病、牙槽嵴加速吸收、颞下颌关节病等不良后果。

236. 有牙根影响镶活动义齿吗?

适当保留牙根可以防止牙槽骨过度吸收，提高义齿舒适感。但未经完善根管治疗的牙根甚至有炎症、松动、引起牙龈红肿的牙根需要尽快拔除。

237. 初次戴活动义齿需要注意什么?

初戴义齿不可用力过大甚至用牙咬合就位。初戴义齿进食时，先从质软的小块食物开始,暂用后牙咀嚼。如感觉戴义齿有疼痛不适,应及时复诊,不要自行修调。此外，饭后和睡前应刷洗清洁义齿，夜间不戴义齿睡觉。

238. 反复摘戴活动义齿会不会将好牙戴坏?

若设计合理，材料质量合格，患者恰当使用的义齿，则不会将好牙戴坏。良好的口腔卫生习惯、定期复查也可以有效延长余留牙寿命。

239. 戴牙后又有其他牙拔除了该怎么办?

如果义齿使用时间不长且新缺失牙数目不多，义齿固位卡环位置和力量分布合理，则可以考虑返厂加牙。但若义齿使用时间较长，本身固位性和稳定性较差，或者新缺失牙数目多并且为受力基牙，则需考虑重新制作。

240. 老年人的活动义齿如何维护?

老年人的活动义齿日常维护需做到饭后和睡前取下活动义齿，清洗干净，夜间不佩戴时浸泡在清水或义齿清洁液里，切勿放在开水或酒精中。有效的清洁可以防止色素、菌斑、牙石的附着，利于口腔大环境的健康，延长义齿使用寿命。

三、牙列缺失

241. 什么是牙列缺失?

牙列缺失是指整个上颌或下颌的牙弓上无任何天然牙或牙根，又称无牙颌。

242. 老年人牙列缺失的患病情况如何?

牙列缺失是一种常见病、多发病，多见于老年人。调查发现，65 ～ 74 岁的老年人中，存留牙数为 22.5 颗，城市高于农村，全口无牙的比例为 4.5%，农村高于城市；缺牙已修复治疗比例为 63.2%，城市高于农村。与 10 年前相比，老年人存留牙数平均增加了 1.5 颗，全口无牙的比例下降了 33.8%，修复比例上升了 29.5%。但不容忽视的是我国已在 2002 年进入老龄化社会，随着人均寿命的延长及生活水平的提高，牙列缺失患者的求医需求在不断增加。

243. 老年人牙列缺失的原因有哪些?

老年人牙列缺失的主要病因是龋病和牙周病。另外，糖尿病、遗传性疾病、骨质疏松等全身疾病、外伤及戴用不良修复体也和老年人牙列缺失相关。

244. 全口牙缺失后口腔组织会有哪些改变?

全口牙缺失后，口腔组织结构会发生一系列显著的改变。首先，由于牙齿的缺失，原本受到牙齿支撑的牙槽骨失去了功能，导致牙槽嵴逐渐萎缩和吸收。其次，口腔黏膜可能会变薄，失去原有的弹性和湿润度，变得干燥和脆弱。再次，全口牙缺失后，唇颊部软组织也会失去原有的支撑，导致内陷和丰满度降低，使面容显得苍老；舌头因为失去牙的限制，舌体会增大影响发音等口腔功能。最后，牙齿的缺失使颞颌关节失去了原有的平衡和稳定，可能导致关节功能紊乱和疼痛。

245. 牙列缺失有哪些修复方法?

牙列缺失的修复方法主要有两种，分别是全口活动义齿修复和全颌种植义齿修复。全口活动义齿修复是一种患者可以自由摘戴的修复体，俗称“活动假牙”。全颌种植义齿修复是把人工牙根植入缺牙部位的牙槽骨内，待人工牙根和牙槽骨结合后，再利用人工牙根的支持，进行牙列修复的方法。全颌种植义齿具有咀嚼效率高、固位好、美观、舒适等优点，但费用相对较高，修复周期相对较长。

246. 如何尽快适应全口义齿?

适应全口义齿需要时间和耐心，初戴时可以先练习戴义齿进行正中的咬合和发音，先吃小块的软食，放慢速度，用两侧的后牙咀嚼食物，再逐渐吃一般的食物，正常饮食。要避免食用太硬、太黏、太大的食物。戴用义齿期间要饭后摘下清洁，睡前浸泡在清水或义齿清洁剂中。

247. 为什么戴上全口义齿后感觉说话说不清了?

全口义齿体积大，会占用舌体空间，导致舌体运动范围变小，影响发音。义齿上腭基托未恢复出腭皱襞形态，也会影响发音。一般这种症状出现在初戴义齿时，多数情况下可以适应，少数需要调改甚至重做。

248. 为什么戴上全口义齿后老感觉恶心?

一般与义齿后缘伸展过多、过厚，或义齿后缘与黏膜不密合有关。多数患者可在短期内适应，少数恶心严重无法适应的患者需及时复诊调整。

249. 全口义齿折断或损坏了还能修理吗?

全口义齿折断或损坏后，通常情况下是可以修理的。具体修理方法取决于损坏的严重程度和义齿的类型。如果义齿断裂处的断面较大且清晰、可正确拼对，可尝试用基托塑料修补。若折断面不清晰，无法正确拼对时，则需要戴入口中找准对接位置后再修理或重新制作。

第三节　老年口腔健康教育

一、老年人口腔保健的目标和方向

250. 老年人的口腔保健的目标是什么?

世界卫生组织（WHO）的老年人口腔健康目标——“8020”，即 80 岁的老年人至少应有 20 颗不松动的“功能牙”。

为贯彻落实《“健康中国 2030”规划纲要》和《中国防治慢性病中长期规划（2017—2025 年）》，深入推进“三减三健”健康口腔行动，结合当前中国居民口腔健康状况和口腔卫生工作现况，我国制定了《健康口腔行动方案（2019—2025 年）》。此方案根据 2015 年第四次全国口腔健康流行病学调查公布的数据，65 ～ 74 岁老年人存留牙数为 22.5 颗，并将其作为基线，将 2025 年预期目标设定为 65 ～ 74 岁老年人存留牙数达到 24 颗。

251. 我国《健康口腔行动方案 2019—2025）》中对老年人口腔保健的方向是什么?

《健康口腔行动方案（2019—2025 年）》提出：到 2025 年，健康口腔社会支持性环境基本形成，人群口腔健康素养水平和健康行为形成率大幅提升，口腔健康服务覆盖全人群、全生命周期，更好满足人民群众健康需求。

二、老年人口腔保健的内容及方法

252. 老年人的口腔保健有哪些内容?

国家卫生健康委印发的中国居民口腔健康指南中，老年人口腔保健内容包括：①幸福的晚年需要健康的牙齿；②人老不掉牙，有牙就要坚持刷；③积极防治牙根面龋；④食物嵌塞应及时到医院诊治；⑤牙本质敏感应及时到医院诊治；⑥每天清洁可摘义齿（活动假牙）；⑦关注口腔黏膜变化，发现异常应及时诊治；⑧叩齿可以增进牙周健康；⑨每 6 个月去医疗机构做一次口腔健康检查，每年至少洁牙一次；⑩根据医生建议拔除残根残冠。

253. 老年人如何正确清洁口腔?

首先要坚持早、晚刷牙，应采用改良巴氏刷牙法（又称水平颤动拂刷法），刷牙时切忌大力横刷，以免损伤牙齿和牙龈。其次，需要配合使用牙线、牙缝刷、冲牙器等工具清洁牙缝。此外，义齿也需要每天彻底清洁，活动义齿需在每餐后摘下清洁，用软毛刷清洗干净，睡前应摘下活动义齿浸泡在冷水中或义齿清洁剂中，第 2 天起床后用清水冲洗干净后戴上。

254. 老年人如何选用口腔清洁工具?

首先，使用保健牙刷，选择刷头小，刷毛软硬适度，手柄易抓握的牙刷。其次，由于老年人牙龈萎缩，牙缝增大，易塞牙，建议选用牙线或牙线棒清理牙缝中的食物残渣，避免使用牙签；牙缝过大的老年人可以再增加牙间隙刷进行牙缝的清洁；对于手指不灵活的老年人还可以选择冲牙器辅助清洁牙缝。此外，老年人的舌苔偏厚，有些老年人舌体表面不平，存在不易清理的沟壑，可以选用中等硬度的硅胶材质刮舌板清理舌苔。

第四章

疾病篇

第一节　牙体牙髓病

一、龋病

255. 什么是龋病?

龋病也称作龋齿、蛀牙，是一种由细菌感染等多方面原因导致的牙齿硬组织慢性进行性破坏的疾病，是口腔中最常见的疾病之一。

256. 我国人群龋病患病情况如何?

第四次全国口腔健康流行病学调查显示，我国 5 岁以下儿童患龋率达 66%，12 岁儿童为 28.9%，35 ～ 44 岁年龄组为 88.1%，65 ～ 74 岁年龄段为 98.4%。文献显示，在不同地区患龋率也不尽相同，这与不同地区的饮食结构、饮水含氟量、口腔卫生意识等均有一定关系。

257. 龋病有哪些临床表现?

龋病的初期通常没有症状，仅表现为牙齿表面出现白色斑块或黄褐色斑点。随着疾病的发展，牙齿上会慢慢形成龋洞，此时会对冷、热、甜、酸和食物嵌塞等刺激感觉有敏感、酸痛。如果龋洞进一步扩大，疼痛感会进一步加重，最后甚至会出现自发性疼痛等牙髓炎的症状。

258. 龋病如何治疗?

根据龋病的病情严重程度不同，治疗方法也不同。早期龋坏在尚未形成龋洞时，可以通过涂氟化物或再矿化液等药物治疗。当出现龋洞时，需去除腐质后进行充填治疗。

259. 哪些因素可导致龋病?

龋病的发生是一个复杂的过程，涉及细菌、饮食、人体自身和时间等多个因素的相互作用。

（1）细菌因素：细菌是龋病发生的必要条件，尤其是变形链球菌，它是公认的主要致龋菌。这些细菌可以借助菌斑黏附于牙表面，利用口腔中的食物残渣产生酸性物质，导致牙齿无机质脱矿。

（2）饮食因素：食物中的碳水化合物，特别是蔗糖是龋病发生的物质基础。这些碳水化合物在口腔内经细菌发酵作用产酸，引起牙齿硬组织的脱矿。

（3）人体自身因素：人体牙齿形态、矿化程度和组织结构与龋病的发生有直接关系。牙齿排列不整齐、拥挤或重叠等容易滞留食物，增加龋病的风险。此外，唾液的质与量的变化，以及全身状况也会影响龋病的发生。

（4）时间因素：龋病的发展是一个慢性过程，从初期龋到形成龋洞一般需要 1.5 ～ 2 年的时间。

（5）其他诱发因素：如牙齿发育期蛋白质缺乏、老年人牙龈萎缩等，都可能增加龋病的风险。

260. 如何预防龋病的发生?

预防龋病主要措施有控制牙菌斑、限制糖的摄入和提高机体抗龋能力。

（1）每天仔细刷牙、正确使用牙线等机械方法可以有效控制牙菌斑。氟化物的使用是增强牙齿硬度、减少牙菌斑的重要手段，如在饮水、食盐中添加氟化物，口服氟片，使用含氟牙膏和漱口液等，也是减少牙菌斑的有效方法。

（2）饮食结构要均衡合理，尽量减少糖的摄入频率，避免在睡觉前摄入糖分，以及在食用甜食后及时进行口腔清洁。

（3）在牙齿发育时期维持良好的营养平衡，确保维生素、钙、磷和蛋白质等营养物质的供给，有助于提高机体的抗龋能力。

二、牙齿的慢性损伤

261. 什么是牙齿的慢性损伤?

牙齿的慢性损伤是指牙齿在长期行使功能的过程中受到各种不利的或过度的生理性、物理化学性及机械性的刺激因素作用，导致牙体组织的缓慢损伤，最终表现为牙体硬组织渐进性的丧失、劈裂、折断、吸收等。牙齿的慢性损伤包括牙齿磨损、牙齿磨耗、楔状缺损、牙齿酸蚀症、牙隐裂以及牙根纵裂。

262. 什么是牙齿磨损?

牙齿磨损是指单纯机械摩擦作用造成的牙体硬组织的慢性磨耗，包括咀嚼性磨损和非咀嚼性磨损。

263. 牙齿磨损在人群中发病情况如何?

成年人牙齿磨损较常见，且呈现增龄性变化特征，其中老年人牙重度磨损的比例明显高于低年龄段组。男性患者的牙齿咬合面磨损患病率明显高于女性，患病程度亦较女性严重。

264. 哪些因素可导致牙齿磨损?

（1）刷牙不当：在刷牙时，刷毛过硬、牙膏中颗粒过大、刷牙速度过快、力度过大及横向刷牙等都会造成磨损。

（2）不良的咬合习惯：因某种职业或习惯，用较大的力度反复咬某种硬物也会导致牙齿的磨损。比如喜欢用牙咬开啤酒瓶盖子，或者有人习惯咬笔，这些不良的习惯都会逐渐导致牙齿磨损。

（3）不恰当的治疗造成损伤：反复进行牙根表面的刮治和平整会导致牙根表面的磨损；活动义齿的卡环也会导致基牙的过度磨损。

（4）其他：有夜磨牙的习惯，也会导致牙齿的磨损。

265. 牙齿磨损有哪些临床表现?

严重的前牙磨损可使牙冠明显变短，后牙的磨损一般重于前牙，磨损导致牙齿的尖、窝、沟、嵴结构模糊，牙本质外露。因牙齿表面磨损不均匀，导致牙尖高耸、边缘锐利，损伤周围黏膜组织。牙面磨损处一般没有色素沉着，表面坚硬光滑，与未磨损部位没有明显界限。后牙邻面磨损严重还可导致邻牙间原来紧密的点状接触变为松弛的面状接触，进食时常导致食物嵌塞。

266. 牙齿磨损有哪些危害？

（1）牙本质过敏症：磨损导致牙本质暴露出现酸痛感，磨损愈快、愈重，酸痛感就愈明显。

（2）食物嵌塞：邻面磨损使牙齿之间出现缝隙，咬合面磨损又使嵴、沟变得模糊，溢出作用减弱，因而造成食物嵌塞。

（3）牙髓炎和根尖周病：过度磨损会导致髓腔暴露，细菌入侵而引起牙髓病、根尖周病，患者牙齿疼痛明显。

（4）颞下颌关节功能紊乱综合征：重度磨损导致颌间垂直距离过短，从而引起颞下颌关节病损，出现相应的症状，如关节弹响、疼痛等。

（5）创伤：不均匀的磨损导致高耸的牙尖和锐利的边缘嵴，这些牙尖和边缘嵴很容易发生折裂，同时也容易咬伤邻近的软组织，如颊、舌黏膜等。

267. 牙齿磨损如何治疗？

（1）戒除不良的咬合习惯，改善刷牙方法。

（2）发现高耸的牙尖和锐利的边缘，应通过调磨予以纠正。

（3）食物嵌塞者，应通过调𬌗恢复接触关系等措施加以改善。

（4）牙本质过敏、牙髓病、根尖周病和颞下颌关节综合征等症状出现时，应到医院做相应处理。

（5）磨牙症患者应通过戴咬合垫、肌电反馈治疗以及精神、心理干预等方法加以改善。

268. 什么是牙齿酸蚀症？

牙齿酸蚀症是一种由酸性物质引起的慢性、病理性的牙体硬组织丧失。它通常不是由细菌引起的，而是由于牙面长期受到酸性化学物质侵蚀作用造成的。

269. 牙齿酸蚀症在人群中的发病情况如何？

牙齿酸蚀症在人群中的患病情况是相对普遍的，在一些国家，酸蚀症已经成为一个新的口腔健康问题，患病率为 20% ～ 71%，特别是儿童和青少年群体，由于饮食习惯的改变，食用甜类、酸类食物的增加，酸蚀症的患病率呈上升趋势。

270. 哪些因素可导致牙齿酸蚀症？

（1）饮食偏酸性：偏酸性饮料例如果汁、碳酸饮料等频繁饮用，或者饮食偏好酸性，如柠檬、醋、沙拉酱、红酒等。

（2）职业相关酸性物质：制酸、汽车电池、电镀材料、化肥、酿酒行业有关人员是牙齿酸蚀症的高危人群，表明该病是典型的职业病。

（3）胃酸反流：由于各种原因所致胃液反流，造成后牙内侧面（舌面和腭侧面）酸蚀表现，有时呈小点状凹陷。一些年轻女性为了减肥进行催吐，也会造成前牙舌侧特征性酸蚀面。

271. 牙齿酸蚀症有哪些临床表现？

牙齿酸蚀症最初仅表现为牙齿感觉过敏，以后逐渐出现牙齿实质缺损。酸蚀的表现因酸的种类不同有所差异，盐酸侵蚀牙齿表现为自切缘向唇面形成刀削状的光滑斜面；硝酸侵蚀牙齿多发生在牙颈部，表现为白垩状，染色后出现黄褐或灰色的脱矿斑块；硫酸侵蚀牙齿，对牙齿的腐蚀破坏不明显，仅有酸涩感；其他低浓度的酸侵蚀牙齿，一般破坏发生在釉牙骨质界，轻者出现沟状损坏，探诊敏感，重者出现大面积深度破坏，疼痛加剧。

272. 牙齿酸蚀症如何治疗？

（1）症状较轻时，可以通过局部用氟化物药物进行脱敏处理。

（2）缺损严重者可采用充填法、修复法等进行处理。

（3）牙髓有病变者，应先做牙髓病治疗，再用充填法、修复法处理。

（4）定期复查：对高危人群和已治疗者要定期复查，发现有酸蚀症倾向，及时由专业医生处理。

273. 如何预防牙齿酸蚀症？

（1）劳动保护：消除和减少劳动环境中的酸雾，是预防酸蚀症的根本方法。戴防酸口罩，定时用弱碱性溶液，如 2% 苏打液含漱，避免用口呼吸等是个人防护的有效措施。

（2）注意刷牙方法：为了减轻对牙齿的磨损，牙刷应为软毛的，牙膏中的颗粒要细。接触酸性饮食后应立即清水漱口，而不要立即刷牙，否则将加速牙齿硬组织的丧失。

（3）控制饮食：减少酸性食物的摄入，比如不喝碳酸饮料、果汁、红酒，少吃柠檬都可以预防牙齿酸蚀症的发生。

（4）积极治疗消化系统的相关疾病，如慢性胃炎、胃食管反流症等。

274. 什么是牙隐裂？

牙隐裂是指发生在牙冠表面的细小、不易发现的、非生理性的细小裂纹。牙隐裂在人群中十分常见，牙位以第一磨牙好发，其次是第二磨牙、前磨牙。

275. 哪些因素可导致牙隐裂？

（1）发育因素：牙齿矿化不全，过陡的牙尖、过深的尖窝等都会增加牙隐裂的风险。

（2）咬合因素：包括䂊创伤、牙齿磨耗、夜磨牙和单侧咀嚼等不良习惯。

（3）其他因素：包括受到突然的外力打击，曾进行牙体牙髓或修复治疗，过度牙体预备、不良修复体设计、操作不当等医源性因素。

276. 牙隐裂有哪些临床表现？

（1）多发生于前磨牙和磨牙，以上颌第一磨牙最多见。仔细观察可发现浅黑或深棕色隐裂线，可能横贯牙面，也可能只在邻近边缘处查见。隐裂部位咬棉签时常有痛感。

（2）表浅的隐裂常无明显症状，较深时则遇冷热刺激敏感，或有咬合时不适感。深的隐裂因已达牙本质深层或牙髓，多有慢性牙髓炎症状，有时也可急性发作，并出现定点性咀嚼剧痛。凡出现上述症状而未能发现患牙有深的龋洞或深的牙周袋，牙面上探不到过敏点时，应考虑牙隐裂存在。

277. 如何预防牙隐裂？

（1）消除危险因素：调磨高陡的牙尖、锐利的边缘嵴，治疗夜磨牙，避免咬过硬的食物。

（2）平衡咬合力：要关注全口牙齿的咬合问题，使全口咬合力被多数牙齿分担，防止个别牙齿负担过重而发生隐裂。

278. 牙隐裂如何治疗？

（1）裂线较浅，在釉牙本质界内，仅酸蚀牙面用釉质粘接剂光固化封闭裂纹即可。

（2）裂线达牙本质浅层、中层，可沿裂线备洞，行充填治疗。

（3）裂线到达牙本质深层，可能累及牙髓，应行根管治疗。为防止裂线加深，治疗前应降低患牙的咬合，治疗期间可做带环粘接，治疗完毕要及时修复治疗。

（4）全部治疗结束后要随访，如果咬合痛不能控制，牙周反复肿胀，甚至出现窦道，应考虑拔除。

279. 什么是牙根纵裂？

牙根纵裂是指发生在牙根的纵行裂开，好发于中老年人，牙位以前磨牙和磨牙多见，尤其是下颌第一磨牙最为多见。牙根纵裂一旦出现，预后很差，往往需要复杂的治疗甚至拔除牙齿。

280. 哪些因素可导致牙根纵裂？

（1）创伤性应力：临床上常可见到由于邻牙或对侧牙患病或缺失，患侧牙齿咬合力负担过重的情况；或者患牙存在咬合面形态磨损不均、高陡牙尖等异常改变，导致牙根纵裂。

（2）牙根发育缺陷和解剖因素：由于牙根发育缺陷，经受不起正常或过大的咬合力而发生根裂。

（3）牙周组织局部的慢性炎症：牙槽骨高度的降低使得临床牙冠变长，改变了牙齿受力的支点，使牙齿更容易遭受咬合创伤。此外，暴露在牙周袋内的牙根表面可发生吸收或其他损伤亦使牙根易于折裂。

（4）不恰当的治疗：如过度的根管预备、根充时压力过大、根管桩的预备等，造成根管内部压力过大使牙根纵裂。

281. 牙根纵裂有哪些临床表现?

部分患者有牙髓病、根尖周病的表现，如冷热刺激痛、自发痛、咀嚼痛等；也可以有牙周病的表现，如咬合无力、松动，常有牙周肿胀、牙周袋或窦道等表现，一般都有牙齿叩痛。

282. 牙根纵裂如何治疗?

牙根纵裂通常预后很差，故采用完全或部分拔除的治疗方法，待牙槽骨稳定后，再通过佩戴义齿、种植等方法修复牙列，恢复牙齿功能。

三、牙外伤

283. 什么是牙外伤?

牙外伤是指牙齿受到剧烈创伤，特别是打击或撞击所引起的牙体硬组织、牙髓组织和牙周支持组织的损伤。因受力大小、方向、部位及患者年龄等因素不同，牙外伤的表现具有多样性和复杂性。牙外伤分为牙震荡、牙冠折、牙根折、牙脱位等类型，不同的受伤机制导致的牙齿损伤的位置和程度不同，同时牙外伤常伴有口唇黏膜撕裂伤，严重者可伴牙槽骨骨折，甚至颌骨骨折。

284. 什么是牙震荡?

牙震荡是指牙齿骤然受到直接或间接外力碰撞后造成的外伤，是单纯牙周膜轻度的损伤，可造成牙周膜的充血或水肿。伴有牙震荡的患牙在进食、咀嚼食物过程中疼痛不适，但不伴有异常的松动和移位。

285. 哪些因素可导致牙震荡?

牙震荡可由多种因素造成，如摔倒、交通意外、暴力、体育运动、牙齿使用不当及咬硬物等。其中摔伤是所有因素中发生率最高的，摔倒多见于儿童，由于儿童开始学习走路时动作不协调，玩耍时缺乏经验，容易摔倒和磕碰。

286. 牙震荡有哪些临床表现?

因意外导致牙齿损伤发生牙震荡时，会感觉牙齿变长、酸痛，有时在咀嚼时感受到明显的不适。此种类型损伤一般较轻，通常不伴有牙体组织的缺损或折断，但部分牙齿在仔细观察牙齿表面时可发现一条或者数条牙釉质裂纹。

287. 牙震荡如何治疗?

单纯牙震荡无须特殊治疗,2周内不要咬硬物,可进食质地较软的食物,使患牙得到充分休息。必要时由专业医师调低咬合，减轻患牙的负担。同时监测牙髓状态，应在第1、6、12个月定期复查。若测试牙髓活力阳性，说明牙髓活力正常，无须处理；若测试牙髓活力无反应，牙冠颜色改变，说明牙髓已经坏死，结合X线检查，应行根管治疗术。

288. 牙震荡如何预防?

预防牙震荡，可从生活习惯入手，例如降低进食速度，避免使用牙齿咬过于坚硬的食物；生活中在工作或进行户外运动时注意安全，尤其是激烈体育运动项目如拳击、散打、棒球、足球、篮球等运动时，必须使用护牙托。

289. 什么是牙脱位?

牙脱位是指牙齿在外力作用下脱离牙槽窝的情况，根据外力的大小和方向，牙脱位的表现和程度会有所不同。轻微的脱位可能只是牙齿的轻微松动，而严重的脱位则可能导致牙齿完全离体。

290. 牙脱位在人群中发病情况如何?

嵌入性牙脱位发生率较低，男女没有显著性差异，突然摔倒是其主要致病原因。脱出性牙脱位大多发生在上中切牙，男性明显高于女性，体育运动时造成的创伤是此类牙外伤的主要致病因素。侧方脱位及牙撕脱性损伤发生率较高，牙撕脱性损伤在牙外伤中发生率约为根折的2倍。

291. 哪些因素可导致牙脱位?

牙脱位可由多种因素造成，如摔倒、交通意外、暴力及体育运动等，其中体育运动是脱出性牙脱位的主要致病因素，突然摔倒是嵌入性牙脱位的主要致病因素。

292. 牙脱位有哪些临床表现?

不同程度的牙脱位表现不同，具体表现如下。

（1）牙脱出性脱位：表现为牙齿明显伸长、松动，牙齿向切端移位，上下牙不能咬合，牙龈淤血或出血，可伴有牙槽突骨折，疼痛明显。

（2）牙齿侧方脱位：可呈现牙齿偏离其长轴侧向脱位，部分脱出牙槽窝，向唇侧或腭（舌）侧明显移位，但牙齿无松动，可与牙槽窝出现锁结状态，可见牙槽窝的骨折，也可出现咬合错乱，伴有牙龈撕裂和出血。

（3）牙齿嵌入性脱位：牙齿沿其长轴被挫入牙槽骨中，临床牙冠变短，比同颌同名牙的切缘低几毫米，直至患牙全部嵌入牙槽骨内。

（4）牙撕脱性损伤：又称牙齿脱臼，指受外伤的患牙完全脱离牙槽窝，牙槽窝内空虚或充满血凝块，可伴有牙龈活动出血、肿胀、撕裂及牙槽窝骨折。

293. 牙脱位如何治疗?

牙脱位时尽可能保存患牙。

（1）不伴有松动并且未发生移位的患牙无须特殊处理，不要咬硬物，需进软食，减轻患牙负担，定期监测患牙牙髓情况，如有疼痛及时就诊。

（2）对松动或位置改变的患牙首先在麻醉下复位后进行固定，定期复查监测患牙的牙髓状态及牙根吸收情况，必要时行根管治疗术。

（3）完全脱位的患牙，应尽快尽早携带患牙及时就医，同时选择正确的方式保存患牙：可将脱位牙齿立即放回牙槽窝，或者放在唾液、盐水、牛奶等条件下，不要让患牙处于干燥状态，否则预后较差。

294. 什么是牙冠折?

牙冠折断简称冠折，是急性牙外伤中发生率较高的损伤。冠折是指牙齿在外力作用下使牙冠发生不同方向、不同程度的折断劈裂，根据受伤程度可分为不同的类型。

295. 牙冠折有哪些分型？

（1）简单冠折：损伤只发生在牙釉质，或者牙釉质和牙本质，没有牙髓暴露。根据牙冠受损程度，分为三种类型：牙釉质损伤、牙釉质折断、牙釉质–牙本质折断。

（2）复杂冠折：损伤造成牙体组织的实质性缺损，包括牙釉质与牙本质，并且牙髓暴露。

（3）冠根折：指牙齿在急剧的外力作用下，造成牙冠、牙根折断，根据牙髓是否暴露，分为简单冠根折和复杂冠根折。

296. 牙冠折在人群中发病情况如何？

牙冠折占牙外伤总数的 32.8%。牙冠折主要发生在上颌中切牙，常见的致病原因是摔倒，其次是儿童和青少年参加体育运动时突然撞伤前牙造成牙冠折断。

297. 牙冠折后如何治疗？

（1）单纯牙釉质损伤无须特殊治疗，存在咬合干扰时，可调低患牙咬合。少量牙釉质缺损，可将锐利的牙釉质边缘调磨抛光，避免刮伤舌和口唇组织。

（2）牙釉质缺损较大伴有敏感时，需进行牙髓安抚及修复治疗。牙釉质–牙本质折断后应及时进行治疗、保护牙髓，无症状后修补断裂部位；牙髓已经暴露的冠折，要根据患牙牙根的发育情况来决定治疗方案，包括盖髓术、部分活髓切断术、根尖诱导成形术或牙髓摘除术。

（3）对于冠根折的治疗，首先应去除松动的折裂牙片，再评估患牙是否可以保留，必要时需拔除患牙。无论是哪种情况都应定期复查，应监测患牙的病情转变。

298. 什么是牙根折？

牙根折即牙根折断，指牙齿在受到外力时发生包括根部的牙本质、牙骨质折断，同时可伴有根折平面的牙髓和牙周韧带受损。

299. 牙根折有哪些分型?

牙根折可按折线方向分为水平根折、斜行根折和垂直根折三种类型。

（1）水平根折是指牙根折断发生在牙根的水平方向，按其部位，分为根尖 1/3 根折，根中 1/3 根折，根颈 1/3 根折。

（2）斜行根折是指牙根折断发生在牙根的斜行方向。

（3）垂直根折指牙根折断发生在牙的垂直方向，在临床极为罕见，致病原因多是后牙咬硬物引起，或是特殊原因造成垂直根折。

300. 牙根折在人群中发病情况如何?

与其他牙外伤的类型相比，牙根折并不常见，仅占牙外伤的 4.9%，年龄分布较广，多因口唇部受到外力的直接打击或面部着地时的撞击引起，上颌中切牙较易受累。其中水平根折占比最高，大都发生在根中 1/3。

301. 牙根折有哪些临床表现?

当牙齿发生根折时，牙齿发生垂直、水平或斜行的折断，可出现牙松动、明显移位，向冠方脱出，有时还伴有口腔颌面部软组织的撕裂伤，牙槽骨骨折，牙齿叩诊疼痛，不能咬合等。

302. 牙根折后如何治疗?

根折的治疗原则是尽快复位患牙断端，牙弓夹板固定，对于不同折断位置，采取不同的治疗方法。

（1）根尖 1/3 根折一般症状较轻，几乎不需要任何治疗，只需调低咬合，进软食 2 周，对于伴有轻度松动但没有移位者行牙弓夹板固定术，但须长期追踪观察牙髓状态。

（2）根中 1/3 根折应尽量保存患牙为原则，当牙松动明显行牙弓夹板固定术。

（3）根颈 1/3 根折，松动度较大应拔除折断的牙冠部分，剩余牙根视情况处理。

（4）对于斜行根折或垂直根折患牙，预后差，多数将患牙拔除。

四、可复性牙髓炎

303. 什么是可复性牙髓炎？

可复性牙髓炎是牙髓组织以血管扩张、充血为主要病理变化的初期炎症表现，相当于牙髓病的组织病理学分类中的“牙髓充血”。

304. 可复性牙髓炎有哪些临床表现？

当患牙受到冷、热温度刺激或甜、酸化学刺激时，会产生短暂、尖锐的疼痛反应，尤其对冷刺激更敏感，当刺激去除后，疼痛随即消失，无自发性疼痛。患牙常见有髓腔的牙体硬组织病损，或有牙周袋及咬合创伤。

305. 可复性牙髓炎如何治疗？

可复性牙髓炎的治疗主要是去除刺激，消除炎症，保存有活力的牙髓，促使牙髓组织恢复。针对这类牙髓炎一般不需要去除牙髓，可采用盖髓术或活髓切断术。假如病情较严重，无法保障健康牙髓的时候，就需要进行根管治疗了。

五、急性牙髓炎

306. 什么是急性牙髓炎？

急性牙髓炎是主要由细菌感染引起牙髓组织的急性炎症，是一种较为严重的牙髓炎症性病变，属于不可逆性牙髓炎的一种。

307. 急性牙髓炎有哪些临床表现？

（1）自发性阵发性痛：是急性牙髓炎的典型症状，多表现为未受到任何外界的刺激情况下突然出现尖锐的自发性的疼痛。该疼痛有阵发性逐渐加重的过程，也可以有阵发性缓解的过程，反复发作，发作时间间隔会逐渐缩短，由最开始的一天发作两三次发展到疼痛持续数小时或者一整天。

（2）夜间痛：大多数急性牙髓炎患者都有半夜牙痛得无法入睡的经历，一般夜间疼痛的症状比白天更剧烈。

（3）温度刺激加剧疼痛：冷、热的刺激都有可能造成患牙的剧烈疼痛，如果说患牙正处在疼痛发作期内，此时受到冷热刺激会加重疼痛。

（4）疼痛不能自行定位：患者并不能明确指出患牙位置，有时会感觉半侧的头面部也疼痛剧烈，但是这种放射性的疼痛不会波及对侧区域。

308. 急性牙髓炎如何治疗？

急性牙髓炎应急处理应及时局部麻醉下行开髓引流术，以引流炎性渗出物并降低因之而形成的髓腔高压，从而减轻患者的痛苦。后续可以择期行根管治疗术，并修复患牙。

六、慢性牙髓炎

309. 什么是慢性牙髓炎？

慢性牙髓炎是临床上最常见的一型牙髓炎，是指由龋病等大多慢性病变对牙髓长期持续的刺激使牙髓发生慢性炎症的病变。

310. 慢性牙髓炎有哪些临床表现？

慢性牙髓炎一般不会发生剧烈的自发性疼痛，有时可出现阵发性隐痛或钝痛。患者多有长期冷、热刺激疼痛病史。患牙常表现有咬合不适或者轻度叩痛，患者可定位患牙。临床上可分为以下几种类型。

（1）慢性闭锁性牙髓炎：无明显自发痛但可有自发痛的病史，对温度和电活力测验反应多为迟缓反应，多有轻度咬合不适。

（2）慢性溃疡性牙髓炎：多无自发痛，可见有深龋坏。当食物嵌塞进洞内时有剧烈疼痛，冷热温度比较敏感。

（3）慢性增生性牙髓炎：多见于青少年患者。患牙有大而深的龋洞并且洞内有红色肉芽组织（即牙髓息肉）一般不痛但易出血，患牙及邻牙常有大量牙石。

311. 慢性牙髓炎如何治疗？

慢性牙髓炎可以结合患者患牙情况，通过采取根管治疗、干髓术、牙髓塑化治疗等治疗方法，尽最大可能保存患牙。根管治疗术是首选的方法，治疗过程主要包括以下几个步骤。

（1）开髓引流：在局部麻醉情况下进行髓腔开放，降低压力。

（2）牙髓失活：对牙髓进行失活处理。

（3）根管预备：去除炎症组织，清除感染因素。

（4）根管消毒：进行彻底的消毒。

（5）根管充填：完成根管充填，封闭根管，防止再感染。

七、牙髓坏死

312. 什么是牙髓坏死?

牙髓坏死通常是指牙髓组织的死亡，多由各种类型的牙髓炎症发展而来，也可由外伤导致或修复材料的化学刺激导致。

313. 牙髓坏死有哪些临床表现?

牙髓坏死多无疼痛症状，可有牙髓炎病史、外伤史、正畸治疗史等，主要表现为牙齿变色，牙冠呈现暗黄色或灰色，失去光泽；温度测验、电活力测验均无反应；可查到深龋洞、充填物、其他硬组织疾患或深的牙周袋，探穿髓孔无反应。

314. 牙髓坏死如何治疗?

牙髓坏死通常采取根管治疗，即医生将根管内坏死的牙髓完全清理干净后，再用封闭的药物及生物相容性较好的材料进行根管填充，完全填充后，可以隔绝与外界的相通，以免细菌和感染物滋生。

八、牙髓钙化

315. 什么是牙髓钙化?

牙髓钙化是牙髓变性的一种类型，是指牙髓发生病理性变化，并不属于疾病。当牙髓的血液循环发生障碍时，牙髓组织的营养供应不良，细胞就会发生变性及钙盐沉积，形成大小不一的钙化物质。因此，各种可以导致牙髓缺血的因素，都可能会引起牙髓钙化，如龋病、牙周病、牙外伤、牙磨耗等。

316. 牙髓钙化在人群中的发病情况如何?

牙髓钙化在人群中的发病率为 36.53% ～ 83.30%，可因种族和地理位置的不同而存在差异。好发于上颌磨牙，尤其是上颌第一磨牙。

317. 牙髓钙化有哪些临床表现?

牙髓钙化临床无明显自觉症状，部分患者可出现类似慢性牙髓炎的疼痛症状，并且疼痛发生与体位变化有关，偶见因髓石压迫牙髓神经引起的放射性痛。拍摄 X 线片显示髓腔内有阻射的钙化物（髓石）呈弥漫性阻射而致髓腔的透射影像消失。

318. 牙髓钙化如何治疗?

治疗牙髓钙化时，医生会根据患者的具体情况和病情严重程度来选择最合适的治疗方法。

（1）观察和去除刺激因素：如果牙髓钙化没有引起明显的疼痛或影响生活，可以仅去除刺激因素，如细菌感染引起的龋齿，可以通过树脂充填进行治疗。

（2）根管治疗：如果牙髓钙化引起疼痛，根管治疗是首选的治疗方法。这包括清除根管内的钙化牙髓组织，去除感染源，控制疼痛，并防止疾病进一步发展。

（3）使用辅助设备：在进行根管治疗时，可能需要借助显微镜和超声器械来辅助清除根管内的钙化物质。

（4）药物治疗：在某些情况下，可能需要使用药物如乙二胺四乙酸（EDTA）来软化根管内的钙化物质，以便于清除。

（5）根尖手术：如果根管治疗无法解决问题，可能需要进行根尖手术。但这种方法对机体创伤较大，通常作为最后的选择。

（6）拔牙：在根尖手术也无法解决问题的情况下，可能需要考虑拔除患牙。

总之，患者在接受治疗后需定期复查，以确保病情得到有效控制并防止复发。

九、牙内吸收

319. 什么是牙内吸收?

牙内吸收是指正常的牙髓组织变为肉芽组织，其中的破骨细胞从髓腔内部开始吸收牙体硬组织，使髓腔壁变薄，严重者可造成病理性牙折。

320. 牙内吸收有哪些临床表现?

（1）大部分牙内吸收患者临床无自觉症状，少数有牙髓症状。

（2）冠部牙内吸收近表面时，透露出肉芽组织颜色使牙冠呈粉红色。

（3）牙内吸收严重者还可造成牙根穿孔或病理性牙折。

321. 牙内吸收如何治疗?

（1）彻底去除牙髓组织，进行完善根管治疗。

（2）若吸收区已穿通根管壁，可先以氢氧化钙制剂根管内封药治疗，待 X 线检查有钙化组织形成后，再做根管充填。

（3）根管壁吸收过多，患牙明显松动者则应拔除牙齿。

十、根尖周炎

322. 什么是根尖周炎?

根尖周炎，是指发生在牙根尖周围组织的炎症，通常是由牙髓病发展而来。这种炎症可能是由于牙髓腔内部的细菌感染通过根尖孔扩散到根尖周围组织而引起的。

323. 哪些因素可导致根尖周炎?

主要由根管内的感染通过根尖孔作用于根尖周组织引发。当根管内病原刺激的毒力很强，机体抵抗力较弱时，病变会以急性的形式表现出来。反之，若机体抵抗力较强，而病原刺激较弱，或经过不彻底的治疗时，病变则呈慢性表现。还有一种较少见的情况是当机体抵抗力很强，根尖周组织局部长期受到某种轻微、缓和的刺激时，组织的表现以增生为主。

324. 根尖周炎有哪些分类?

（1）急性根尖周炎：分为急性浆液性根尖周炎、急性化脓性根尖周炎。急性化脓性根尖周炎又分为根尖脓肿期、骨膜下脓肿期、黏膜下脓肿期。

（2）慢性根尖周炎：分为根尖周肉芽肿、慢性根尖脓肿、根尖周囊肿及根尖周致密性骨炎。

325. 什么是急性根尖周炎?

急性根尖周炎是指牙根及其周围组织的急性炎症，多由急性牙髓炎引起或者由于慢性根尖周炎的急性发作，临床上可以分为急性浆液性根尖周炎和急性化脓性根尖周炎两类。

326. 急性根尖周炎有哪些临床表现?

急性浆液性根尖周炎表现为咬合痛、定位准确，影响进食等，牙冠变色，牙髓活力测验无反应，叩痛明显。急性化脓性根尖周炎表现为脓肿形成，患牙剧烈疼痛，不敢咬合，根尖部牙龈潮红，可有肿胀等。黏膜下脓肿形成后剧烈疼痛可减轻，波动感明显，可有局部肿胀。常伴有全身症状，如发热、乏力、白细胞升高等。

327. 急性根尖周炎如何治疗?

发生急性根尖周炎时，由于牙髓腔内牙髓组织坏死，渗出压力增大，需要打开患牙的牙髓腔，把牙髓腔内的渗出物通过根管进行引流，同时配合局部的冲洗、上药，口服抗生素类进行对症处理，待急性症状缓解以后，评估患牙是否能够保留。如果可以保留，急性根尖周炎的患牙就需要通过根管治疗术进行治疗。

328. 什么是慢性根尖周炎?

慢性根尖周炎是指根管内由于长期有感染及病原刺激存在，根尖周围组织呈现慢性炎性反应，主要表现为炎性肉芽组织形成和牙槽骨破坏。

329. 慢性根尖周病有哪些临床表现?

（1）根尖肉芽肿：通常没有自发痛感，患者可能只会感到咀嚼不适或咬合无力。叩诊时会有异样感，有的牙齿出现变色，牙髓活力测试通常无反应，这种状况可以维持较长时间相对稳定。

（2）根尖脓肿：患者一般没有明显的自觉症状，但患牙的根尖区黏膜处可能有瘘管，瘘管口常有肉芽组织增生，并可能有脓液排出。因为有瘘管引流，不容易发生急性炎症。

（3）根尖囊肿：通常无自觉症状，牙齿会出现变色，X线检查可能显示根尖部的囊肿。如果囊肿增大，可在患牙根尖部黏膜出现半圆形隆起，触感像乒乓球，伴有邻近牙齿的移位或牙根吸收。

（4）致密性骨炎：这是根尖周组织受到慢性刺激后产生的骨质增生反应。X线片可能显示根尖部局限性的不透射影像，通常无自觉症状且不需要治疗。

（5）其他表现：包括患牙有深龋洞或充填体，牙冠变色，探诊及牙髓活力测验无反应，叩诊可能只有不适感，牙齿一般不松动。

330. 慢性根尖周炎如何治疗?

（1）根管治疗：是治疗慢性根尖周炎的主要方法。通过清除根管内的感染物质，进行适当的消毒，并严密充填根管，以去除不良刺激并促进根尖病变的愈合。

（2）根尖手术：对于根尖周肉芽肿、根尖囊肿等情况，在完成根管治疗后，可能需要进行根尖手术来去除病变组织。

（3）药物治疗：在某些情况下，可能需要使用抗生素或消炎药物来辅助治疗，帮助控制感染和缓解炎症。

总之，在治疗过程中应遵循医生医嘱，并注意保持口腔卫生，以降低疾病复发的风险。

第二节　牙周病

一、牙龈病

331. 什么是牙龈病?

牙龈病是一组发生于牙龈组织的疾病，包括牙龈炎症及全身病变在牙龈上的表现。

332. 牙龈病是如何分类的?

牙龈病可以分为菌斑引起的牙龈病（如慢性龈炎、青春期龈炎、妊娠期龈炎及药物性牙龈肥大）和非菌斑性的牙龈病（如病毒、真菌等引起的牙龈病，全身疾病在牙龈的表现及遗传性病变等）。

333. 什么是慢性龈炎？

慢性龈炎是菌斑性牙龈病中最常见的疾病，又称为边缘性龈炎和单纯性龈炎。牙龈的炎症主要位于游离龈和龈乳头，是最常见的牙龈病。

334. 慢性龈炎在人群中患病情况如何？

慢性龈炎是一种极为普遍的牙龈疾病，尤其是在儿童和青少年中患病率高。国内外调查资料显示，人群中慢性龈炎的患病率在 60% ～ 90%，儿童在 3 ～ 5 岁时就可能患龈炎。随着年龄增长，患病率和严重程度亦逐步增加，到青春期时达高峰，17 岁以后患病率逐渐下降。根据我国 1982 ～ 1984 年的调查结果，中小学生龈炎的患病率为 66.98%，其中 15 岁年龄组为 80.46%。美国的一份调查资料显示，13 ～ 17 岁年龄组的人群中，牙龈出血的比例高达 63%，随着年龄增长，此比例逐渐下降。在发达国家，随着人们口腔卫生保健措施的实施和口腔卫生习惯的改善，龈炎的患病率呈逐渐下降趋势。

335. 哪些因素可导致慢性龈炎？

龈缘附近牙面上堆积的牙菌斑是慢性龈炎的始动因子，其他如牙石、食物嵌塞、不良修复体、牙错位拥挤及口呼吸等因素均可促进菌斑的堆积，引发或加重牙龈的炎症。

336. 慢性龈炎有哪些临床表现？

牙龈的炎症一般局限于游离龈和龈乳头，严重时也可波及附着龈。牙龈的炎症一般以前牙区为主，尤其以下前牙区最为显著。患者常在刷牙或咬硬物时牙龈出血，有些患者会感到牙龈局部痒、胀，有口臭等症状。

337. 慢性龈炎如何治疗？

患慢性龈炎时，需通过洗牙彻底清除菌斑和牙石。一周左右牙龈的炎症即可消退。对于牙龈炎症较重的，可以配合局部药物 1% ～ 3% 过氧化氢溶液或 0.12% ～ 0.2% 氯己定液治疗。少数牙龈增生明显的患者可实施牙龈成形术以恢复牙龈的生理外形。

338. 慢性龈炎如何预防?

（1）正确的刷牙方法：每天至少刷牙 2 次，每次至少 2 分钟，使用软毛牙刷,并采用正确的刷牙技巧,如巴氏刷牙法,以有效清洁牙齿和牙龈。

（2）使用牙线：每天使用牙线清洁牙缝，以去除牙齿邻面牙刷难以触及地方的牙菌斑。

（3）定期口腔洁治：每6个月至1年进行一次专业的口腔洁治（洗牙），以去除牙石和难以通过日常清洁去除的牙菌斑。

（4）定期口腔检查：定期进行口腔保健检查，以便早期发现和治疗牙龈问题。

339. 什么是青春期龈炎?

青春期龈炎是一种主要影响青春期人群的牙龈炎症性疾病，其主要病因与局部刺激（如牙菌斑堆积）和内分泌变化有关。青春期的性激素水平变化会导致牙龈组织对外界刺激的反应性增强，从而容易发生牙龈炎症。此年龄段人群乳恒牙更替，牙齿排列不齐，口呼吸或戴矫治器等，造成牙齿不易清洁，也是导致青春期龈炎的因素。

340. 导致青春期龈炎的因素有哪些?

菌斑仍是青春期龈炎的主要病因，此年龄段人群乳恒牙更替，牙齿排列不齐，口呼吸或戴矫治器等，造成牙齿不易清洁。青春期少年体内的性激素水平的变化是青春期龈炎发生的全身因素，牙龈是性激素的靶组织，激素变化会使牙龈产生明显的炎症反应，或使原有的慢性炎症加重。

341. 青春期龈炎如何治疗?

（1）去除局部刺激因素：是治疗青春期龈炎的关键，包括通过洁治术去除牙菌斑和牙石，教会患者正确的刷牙方法和使用牙线，养成良好的口腔卫生习惯，减少牙菌斑的堆积。

（2）局部药物治疗：使用抗菌消炎药物，如碘甘油等，进行龈袋冲洗和袋内上药。

（3）定期复查和维护治疗：进行定期的牙周洁治和维护，以预防疾病的复发。

（4）纠正不良习惯：改正不良修复体或不良矫治器，去除可能的局部刺激因素。

（5）手术治疗：对于牙龈增生明显且影响口腔卫生维护的情况，可考虑进行牙龈切除术和牙龈成形术。

342. 青春期龈炎如何预防？

养成良好的卫生习惯，每天至少刷牙两次，使用软毛牙刷和正确的刷牙技巧，如巴氏刷牙法，以有效清洁牙齿和牙龈。对于准备接受正畸治疗的青少年，应先治愈原有的牙龈炎，并且教会他们控制菌斑的方法，在正畸过程中定期做牙周检查和预防性的洗牙。

343. 什么是妊娠期龈炎？

妊娠期龈炎是发生在妊娠期妇女的牙龈组织的炎症性疾病，与女性激素水平改变有关。妊娠不是引起牙龈炎的直接原因，如果没有菌斑的存在，妊娠并不会引发牙龈炎症。由于妊娠时性激素水平的改变，牙龈对局部刺激的反应增强，使原有的牙龈慢性炎症加重，妊娠期的妇女若不注意维护口腔卫生，导致牙菌斑牙石堆积，易引发牙龈炎症。

这种牙龈炎症通常在妊娠的第 2 ～ 3 个月出现，并可能在分娩后自行减轻或消退。妊娠期龈炎的发生率报告不一，在 30% ～ 100%。

344. 妊娠期龈炎有哪些临床表现？

（1）牙龈炎症性肿胀：牙龈边缘呈现鲜红色或暗红色，质地松软、光亮，并且有明显的炎症性肿胀。

（2）易出血：在刷牙时轻触牙龈极易出血。

（3）妊娠期龈瘤：妊娠期间可能出现牙龈的局限性增生肿胀，通常在妊娠第 3 个月开始出现，颜色鲜红，质地松软，易出血。

（4）疼痛：通常妊娠期龈炎没有明显疼痛，但严重时或在龈瘤的情况下可能会有轻度疼痛。

345. 妊娠期龈炎如何治疗？

妊娠期牙龈炎的治疗原则与慢性牙龈炎相似，主要包括以下几个步骤。

（1）去除局部刺激因素：如牙石、不良修复体、牙菌斑等，这是治疗的基础。

（2）加强口腔卫生：患者需要认真做好菌斑控制和口腔卫生清洁，刷牙后配合使用牙线、冲牙器、牙间刷等，以减少食物残渣滞留 。

（3）局部治疗：症状较为严重时，可以使用 1% 过氧化氢溶液和生理盐水交替冲洗牙周袋 。

（4）手术治疗：如果发生体积较大的妊娠期龈瘤，可在妊娠期 4 ～ 6 个月进行牙龈修整手术，但需注意避免不必要的全身药物治疗，以免影响胎儿发育。

此外，妊娠期牙龈炎与妊娠期妇女体内性激素水平的变化有关，分娩后病变一般可自行恢复至妊娠前水平。因此，妊娠期妇女应重视口腔卫生保健，定期进行口腔检查和必要的治疗，以预防和控制妊娠期牙龈炎的发展。

346. 妊娠期龈炎如何预防?

（1）孕前口腔检查：在怀孕之前，女性应进行全面的口腔检查，包括治疗牙周疾病、彻底洁治（洗牙）、拆除并重新修复不良修复体。

（2）定期口腔检查：保持口腔清洁，坚持“早晚刷牙，饭后漱口”，使用含氟牙膏和牙线，以彻底清除菌斑。

347. 什么是白血病的牙龈病损?

白血病是一种恶性血液疾病，大量增殖的不成熟血细胞充斥骨髓腔，并取代了正常的骨髓组织。血液中不成熟血细胞的数量和形态异常，可浸润至身体各器官和组织，其中包括牙龈，发生牙龈肿大。患者常因牙龈肿胀和出血而首先就诊于口腔科。

348. 白血病的牙龈病损在人群中的发病情况如何?

有学者报告，约有 3.6% 的白血病患者出现牙龈肿胀，最常见的是急性单核细胞白血病和急性粒细胞白血病，也可见于急性淋巴细胞白血病。

349. 白血病的牙龈病损有哪些临床表现?

表现为全口牙龈肿大，颜色暗红或苍白，牙龈边缘有溃疡，龈缘常有渗血，且不易止住，牙龈和口腔黏膜上可见出血点或瘀斑。严重的患者，还可出现口腔黏膜的坏死、剧烈牙痛、发热、局部淋巴结肿大、疲乏及贫血等症状。

350. 白血病的牙龈病损如何治疗?

（1）确诊与治疗配合：首先应及时到内科确诊白血病，并与内科医生配合进行针对性治疗。有报告指出，白血病有效化疗后牙龈肥大可完全或部分消失。

（2）非手术治疗：牙龈病损的治疗以保守为主，避免进行牙龈手术和活体组织检查，以减少出血不止或感染、坏死的风险。

（3）止血与护理：牙龈出血时，采用压迫止血和局部使用云南白药进行止血。含漱 0.12% 氯己定、1% ～ 3% 过氧化氢液有助于减少菌斑，消除炎症。

（4）药物治疗：在无出血情况下，可以使用 3% 过氧化氢溶液轻轻清洗坏死龈缘，然后敷以碘制剂等消炎药物。

351. 白血病的牙龈病损如何预防?

（1）健康生活方式：维持健康的生活方式，增强机体的抵抗力，有助于提高白血病患者的整体健康状况。

（2）积极治疗白血病：对于确诊为白血病的患者，应积极进行专业的治疗，以控制病情，减少牙龈病损的发生。

（3）加强口腔护理：保持良好的口腔卫生习惯，定期进行口腔检查和专业的洁治，减少牙龈炎症和感染的风险。

（4）使用软毛牙刷：建议使用软毛牙刷进行口腔清洁，以减少对牙龈的刺激和损伤。

352. 什么是药物性牙龈肥大?

药物性牙龈肥大是指由于长期服用某些药物而引起的牙龈组织体积增大和纤维性增生。常见可导致牙龈肥大的药物包括苯妥英钠、环孢素、硝苯地平等。这种牙龈肥大通常在患者开始服药后数月内出现，表现为牙龈红肿、增生，可能伴有疼痛和出血等症状。

353. 药物性牙龈肥大有哪些临床表现？

药物性牙龈肥大的症状可能包括牙龈乳头肿大，呈肉球样或结节状，可能逐渐增大并覆盖牙齿，导致牙缝增大、牙龈移位。牙龈颜色可能为肉粉色、深红或紫红色，质地可能坚韧或松软，且可能易于出血。

354. 药物性牙龈肥大如何治疗？

（1）通过洗牙、刮治清除菌斑，牙龈肥大症状可明显好转甚至消退。

（2）对牙周治疗后牙龈肥大状况改善不明显的患者应考虑与专科医生协商是否可以更换药物，或与其他药物交替使用以减轻副作用。

（3）对于牙龈有明显炎症的患者，可以用3%过氧化氢进行冲洗龈袋，并且在牙龈内置入碘制剂，对于牙龈增生明显的患者，经过上述治疗仍不能完全消退，可采用牙龈切除并成形的手术治疗。

355. 药物性牙龈肥大如何预防？

在开始用药前要进行口腔检查，消除一切可能引发牙龈炎症的刺激因素，患者要学会控制菌斑保持口腔卫生的方法，积极治疗原有的牙龈炎或牙周炎可以减少本病的发生。

356. 什么是牙龈纤维瘤病？

牙龈纤维瘤病是一种牙龈组织的弥漫性纤维增生疾病，表现为口内大部分甚至全部牙龈的广泛增生，这种增生可以直达膜龈联合处。病因方面，牙龈纤维瘤病可能有遗传因素，对于有家族史的病例，可能为常染色体显性或隐性遗传。然而，也有一些病例表现为特发性，没有明确的遗传背景。该疾病较为罕见，发病率较低。

357. 牙龈纤维瘤病有哪些临床表现？

牙龈纤维瘤病增生的牙龈颜色通常正常，触感坚实，表面可能光滑或呈结节状，点彩明显，且不易出血。本病可在幼儿时就发病，最早在乳牙萌出后开始，一般开始于恒牙萌出后，可能波及全口的龈缘、龈乳头和附着龈，增生的牙龈可能覆盖部分或整个牙冠，影响咀嚼功能，甚至导致牙齿移位。牙龈增生表现为结节状、球状或颗粒状，颜色粉红，质地坚韧。由于牙龈的增厚，有时出现牙齿萌出困难。

358. 牙龈纤维瘤病如何治疗?

本病为良性增生，治疗以牙龈成形术为主，切除增生的牙龈，并且修整外形，恢复牙龈的功能和外观，但该病手术后易复发，复发后可再次手术治疗。

359. 什么是急性坏死性溃疡性龈炎?

急性坏死性溃疡性龈炎（ANUG），也被称为 Vincent 龈炎、梭杆菌螺旋体性龈炎或战壕口，是一种疼痛性牙龈感染，主要表现为牙龈的急性炎症和坏死溃疡，表面覆盖灰白色假膜。

360. 哪些因素可导致急性坏死性溃疡性龈炎?

已存在的慢性龈炎或牙周炎是本病发生的重要条件，绝大多数急性坏死性溃疡性龈炎的患者有大量的吸烟史。身心因素也与本病密切相关，患者常诉说有精神紧张、睡眠不足、过度疲劳工作繁忙的情况，甚至有人曾受到精神刺激。另外机体的免疫功能下降，比如营养不良的儿童，特别是维生素 C 缺乏，某些全身性消耗性疾病如艾滋病患者也常有类似本病的损害，需引起高度重视。

361. 急性坏死性溃疡性龈炎在人群中发病情况如何?

本病常发生于青壮年，以男性吸烟者多见。在不发达国家或贫困地区亦可发生于极度营养不良或患麻疹、黑热病等急性传染病的儿童。第一次世界大战期间，在前线的战士中流行此病，目前在经济发达的国家中，此病已经逐渐减少。

362. 急性坏死性溃疡性龈炎有哪些临床表现?

本病起病急，病程较短，为数天至 1 ～ 2 周。牙龈乳头和龈缘的坏死为其特征性损害，下前牙多见。患处牙龈极易出血，患者常诉晨起时，枕头上有血迹，口中有血腥味甚至有自发性出血。疼痛明显，有典型的腐败性口臭，轻症的患者一般无明显的全身症状，重症的患者可有低热、疲乏等全身症状，部分患者淋巴结肿大，有压痛。

363. 急性坏死性溃疡性龈炎如何治疗？

（1）急性期轻轻去除牙龈的坏死组织，并去除大块的牙石。3% 过氧化氢溶液，局部擦拭冲洗，反复含漱，有助于去除残余的坏死组织，必要时在清洁后，局部可涂布碘制剂。

（2）全身给予维生素 C、蛋白质等支持疗法，重症患者可口服甲硝唑等抗厌氧菌药物 2 ～ 3 天，有助于疾病的控制。

（3）对全身性因素要进行矫正和治疗，如治疗精神疾病或改善睡眠。

（4）急性期过后，要通过洗牙和刮治去除菌斑和牙石等局部刺激因素，对于外形异常的牙龈组织可通过手术进行矫正。

364. 什么是急性龈乳头炎？

急性龈乳头炎是一种局限于个别牙间乳头的急性非特异性炎症，主要由于牙间隙处的机械或化学刺激引起，如食物嵌塞、不恰当的剔牙、硬食物刺伤、邻面龋的尖锐边缘等，此外不良修复体的刺激也是可能的发病原因。临床表现通常包括牙龈乳头的充血、肿胀、出血及可能的自发胀痛或探触痛。

365. 急性龈乳头炎如何治疗？

（1）首先要去除嵌塞的食物、充填体的悬突、鱼刺和折断的牙签等局部刺激因素。

（2）去除邻面的菌斑、牙石缓解炎症，使用 3% 的过氧化氢溶液冲洗。

（3）急性的炎症消退后，应彻底去除病因，如消除食物嵌塞的原因，治疗邻面龋和修改不良修复体等。

（4）正确使用牙线、牙间隙刷等清洁工具。

二、慢性牙周炎

366. 什么是牙周病？

牙周病是由菌斑微生物引起的慢性炎症性疾病，可导致牙周支持组织

（牙周膜、牙骨质和牙槽骨）不可逆破坏，从而导致牙齿松动、脱落，包括牙龈病和牙周炎。

367. 牙周病有哪些分类?

（1）牙龈病：菌斑性牙龈、非菌斑性牙龈病。

（2）慢性牙周炎：包括局限型慢性牙周炎、广泛型慢性牙周炎。

（3）侵袭性牙周炎：包括局限型侵袭性牙周炎、广泛型侵袭性牙周炎。

（4）反映全身疾病的牙周炎：血液疾病（后天性白细胞缺乏、白血病、其他）、遗传性疾病引起的牙周炎。

（5）坏死溃疡性牙周炎：坏死性溃疡性牙龈、坏死性溃疡性牙周炎。

（6）牙周组织脓肿：牙龈脓肿、牙周脓肿、冠周脓肿。

（7）伴牙髓病变的牙周炎：牙周－牙髓联合病损。

368. 什么是慢性牙周炎?

慢性牙周炎是由菌斑微生物引起的慢性炎症性疾病，可导致牙周支持组织（牙周膜、牙骨质和牙槽骨）不可逆破坏，且病情进展较平缓。

369. 慢性牙周炎在人群中发病情况如何?

慢性牙周炎约占牙周炎患者的 95%，本病可发生于任何年龄，偶可发生于青少年和儿童，大多数患者为成年人，35 岁以后患病率明显增高，男女性别无差异。

370. 慢性牙周炎有哪些临床表现?

（1）牙龈的炎症和附着丧失：刷牙或进食时牙龈出血或口内异味，牙龈炎症可表现为鲜红色或暗红色，水肿松软，并可有不同程度的肿大甚至增生，探诊后有出血，甚至流脓，炎症程度一般与菌斑、牙石的量及局部刺激因素相一致。

（2）晚期常可出现其他伴发病变和症状：牙齿移位、倾斜；由于牙松动、移位和龈乳头退缩，造成食物嵌塞；由于牙周支持组织减少，造成继发性创伤；牙龈退缩使牙根暴露，对温度刺激敏感，还可发生根面龋；牙周袋溢脓和牙间深内食物嵌塞，可引起口臭等。

371. 慢性牙周炎如何治疗?

慢性牙周炎的治疗目标是彻底清除菌斑、牙石等病原刺激物，消除牙龈的炎症，使牙周袋变浅和改善牙周附着水平，并争取适当的牙周组织再生。

（1）清除牙面的细菌生物膜和牙石是控制牙周感染的第一步，也是最基础的治疗。

（2）牙周手术：基础治疗后 6 ～ 8 周应复查疗效，若仍为 5 毫米以上的牙周袋，且探诊仍有出血或有些部位的牙石难以彻底清除，则可视情况决定再次刮治，或需要进行牙周翻瓣手术。

（3）建立平衡的咬合关系：可通过松动牙的结扎或粘接固定、各种夹板调合等治疗，使患者消除继发性和原发性咬合创伤，减轻牙齿松动度、改善咀嚼功能，并有利于组织修复。

（4）激光辅助治疗：635 纳米波长低能量激光进行牙周袋内照射，可以有效杀灭牙周袋内细菌等微生物，控制炎症，对牙周炎有很好的疗效。

（5）拔除患牙：对于深牙周袋过于松动的严重患牙，如确已无保留价值者，应尽早拔除。

372. 慢性牙周炎如何预防?

（1）日常自我菌斑控制，有效刷牙，使用牙线、间隙刷等机械方法去除菌斑、软垢，使牙周支持组织免遭破坏。

（2）提高机体的防御能力，适当进行体育锻炼，提高机体抵抗力，劳逸结合，保持良好的心情。

（3）注意饮食均衡，粗纤维食物有利于牙面的清洁。

（4）消除促进疾病发展的因素，如改善食物嵌塞，纠正磨牙症、口呼吸等不良习惯，矫正错𬌗畸形，控制血糖和戒烟等。

（5）定期口腔检查和进行专业牙周维护。

三、侵袭性牙周炎

373. 什么是侵袭性牙周炎?

侵袭性牙周炎是一种相对少见的牙周疾病，其主要特点是在较年轻的人群中（青春期前后或 30 岁以下）牙周支持组织破坏迅速且严重。这种牙周炎的发生与某些特定微生物的感染及机体防御能力的缺陷有关。其中，伴放线杆菌被认为是侵袭性牙周炎的主要致病菌。此外，环境和行为因素，如吸烟的量和持续时间，也是影响牙周破坏范围的重要因素之一，具有家族聚集性。

374. 侵袭性牙周炎有哪些分类？

（1）局限型侵袭性牙周炎：多发生在 10 ～ 19 岁青少年中，患病率为 0.1% ～ 3.4%，本病患病率有较明显的种族差异，因早期无明显症状，就诊时常已 20 岁左右，女性多于男性，本病也可发生在青春期前的乳牙列。

（2）广泛型侵袭性牙周炎：主要发生在 30 岁以下年轻人，但也可见于 30 岁以上者，其受累的患牙广泛。

375. 侵袭性牙周炎有哪些临床表现？

（1）局限性侵袭性牙周炎：表现如下。①牙周组织破坏程度与局部刺激物的量不成比例：这是本病一个突出的表现，患者的菌斑牙石量很少，牙龈表面的炎症轻微，但已有深牙周袋和牙槽骨破坏，牙周袋内有菌斑、牙石，探诊后出血，晚期还可发生牙周脓肿。②好发牙位：局限于第一磨牙或切牙的邻面有附着丧失，至少波及 2 个恒牙，其中一个为第一磨牙。其他患牙（非第一磨牙和切牙）不超过 2 个。③ X 线典型表现：牙槽骨吸收局限于第一恒磨牙和切牙，第一磨牙的邻面有垂直型骨吸收。④病程进展快：本型患者的牙周破坏速度比慢性牙周炎快 3 ～ 4 倍，在 4 ～ 5 年，牙周附着破坏可达 50% ～ 70%，患者常在 20 岁左右即已需拔牙或牙自行脱落。⑤早期出现牙齿松动移位：在炎症不明显的情况下，患牙可出现松动，咀嚼无力。⑥家族聚集性：家族中常有多代、多人患本病，患者的同胞有 50% 的患病可能，说明有较强的遗传背景。

（2）广泛型侵袭性牙周炎：①附着丧失累及除切牙和第一磨牙以外的恒牙至少三颗。实际上，广泛型侵袭性牙周炎通常累及全口大多数牙。②有严重而快速的附着丧失和牙槽骨破坏，牙龈有明显的炎症，呈鲜红色，并可伴有龈缘区肉芽性增生，易出血，可有溢脓，某些病例可有阵发性的静止期。③多数患者有大量的菌斑和牙石。④一般患者对常规治疗和全身药物治疗有明显疗效，但也有少数患者经任何治疗都效果不佳，病情迅速加重直至牙齿丧失。

376. 侵袭性牙周炎需要如何治疗?

（1）基础治疗：洁治、刮治和龈下清创等基础治疗是必不可少的，基础治疗结束后 4 ～ 8 周复查时，如果仍有牙龈出血或者深度超过 5 毫米牙周袋，可以再次龈下清创或翻瓣手术。

（2）药物治疗：侵袭性牙周炎患者在龈下刮治或者牙周手术治疗后，用 1% ～ 3% 过氧化氢冲洗牙周袋，口服甲硝唑和阿莫西林 7 天。

（3）全身治疗：根据患者的具体情况，可以服用中药如六味地黄丸或补肾固齿丸，增强机体抵抗力。

（4）激光辅助治疗：与慢性牙周炎的治疗方法相同，仍可以使用低能量激光进行牙周袋内照射，可以有效杀灭牙周袋内细菌等微生物，控制炎症，对牙周炎有很好的疗效。

（5）生活方式的改变：吸烟是导致牙周炎的重要危险因素，应劝患者戒烟。

377. 侵袭性牙周炎如何预防?

（1）控制菌斑，保持口腔清洁。

（2）定期接受口腔检查以及定期进行口腔洁治。

（3）认识牙周疾病的早期症状，定期维护，防止复发。侵袭性牙周炎治疗后较易复发，疗效能否长期保持取决于患者自我控制菌斑的依从性和维护治疗的措施。

四、牙周相关的系统疾病

378. 什么是掌跖角化 - 牙周破坏综合征?

掌跖角化 - 牙周破坏综合征（Papillon–Lefèvre 综合征）是一种罕见的常染色体隐性遗传性疾病，由法国医生 Papillon 和 Lefèvre 于 1924 年首次报道。以手掌、足底皮肤过度角化及早期快速严重的牙周破坏为特征，故因此得名。

379. 掌跖角化－牙周破坏综合征发病情况如何?

本病较为罕见，人群中患病率为 1/1 000 000 ～ 4/1 000 000，无性别差异，有 20% ～ 40% 的患者出生于近亲家庭，目前对该病的病因研究尚不清晰。

380. 掌跖角化－牙周破坏综合征有哪些临床表现?

该病是手掌和足趾部的皮肤过度角化，乳牙和恒牙牙周组织快速严重破坏为特点，故由此而得名。有的病例还伴有脑膜的钙化，患者全身一般都健康，智力正常，皮损及牙周病变常在 4 岁前发生，有报道说最早可以在出生后的 11 个月。皮损包括手掌、足底、膝部及手肘等局部的过度角化，有多汗和臭汗，约有 1/4 的患者有身体其他处的感染。

牙周病损一般在乳牙萌出后不久即可发生，牙周袋的炎症严重，溢脓、口臭、骨质吸收迅速，在 5 ～ 6 岁时恒牙、乳牙相继脱落。待恒牙萌出后又发生牙周破坏，常在 16 岁自行脱落或拔除。

381. 掌跖角化－牙周破坏综合征如何治疗?

本病对常规的牙周治疗效果不佳，患牙的病情继续加重甚至全口拔牙。近年来有人报道说，幼儿可以将其全部乳牙拔除，等恒切牙、第一恒磨牙萌出时再口服 10 ～ 14 天的抗生素，可以防止恒牙牙周的破坏。如果患儿就诊时已有恒牙萌出或受累，应该将严重的患牙拔除，重复多疗程的口服抗生素，同时进行彻底的局部牙周治疗，保持良好的口腔卫生。

382. 什么是 Down 综合征?

唐氏综合征（Down 综合征）或 21－三体综合征（trisomy 21–Syndrome）又称先天愚型。1846 年 Sequin 首先描述，1866 年 Down 报道后，定名为 Down 综合征。1959 年 LeJune 证实此征为染色体异常，因多了 1 条 21 号染色体，称 21－三体综合征。

383. Down 综合征在人群中发病情况如何?

总发生率占活产新生儿的 1% 左右。发生率与母亲年龄、是否做产前诊断及流产的次数有关，母亲年龄＞ 30 岁为 3‰，＞ 35 岁为 6‰，40 岁为 10%，> 40 岁为 15‰，> 45 岁为 5‰。40 岁以上妊娠妇女做羊水穿刺筛查发生率为 5% 以上。

384. Down 综合征口腔有哪些临床表现？

（1）牙齿发育异常：患者可能出现牙齿萌出延迟、错位或排列不齐的情况。

（2）牙周疾病：由于口腔卫生维护困难，Down 综合征患者可能更容易患上牙龈炎和牙周炎。

（3）口腔结构异常：包括小颌畸形、高腭弓等，这些结构异常可能影响正常的咀嚼和发音。

（4）舌体大：由于舌体较大，可能会伸出口外，导致口腔卫生问题，同时也可能引起呼吸道阻塞。

（5）口腔黏膜问题：患者可能存在黏膜干燥或其他黏膜问题，这可能与他们的感觉异常有关。

（6）吞咽困难：由于口腔肌肉控制能力差，患者可能存在吞咽困难，导致误吸和营养不良。

需要注意的是，Down 综合征患者的口腔健康问题可能需要更加细致和耐心的护理及定期的牙科检查和治疗。

385. Down 综合征口腔问题如何治疗？

（1）定期的牙科检查：由于 Down 综合征患者可能存在牙齿发育异常和牙周疾病等问题，定期进行牙科检查对于早期发现和治疗至关重要。

（2）专业的口腔卫生指导：患者及其监护人应接受专业的口腔卫生指导，学习如何正确刷牙和使用牙线，以保持良好的口腔卫生。

（3）特殊考虑的麻醉和镇静：在进行牙科治疗时，如果患者不能配合医生，可以使用笑气或全身麻醉的方法进行治疗。

（4）患者心理支持：由于 Down 综合征患者可能存在学习障碍和沟通障碍，治疗过程中需要给予患者额外的心理支持和耐心。

（5）饮食和生活习惯的调整：减少高糖食物的摄入，避免过多的酸性饮料，这些都有助于维护患者的牙齿健康。

386. 什么是家族性和周期性白细胞缺乏症?

家族性和周期性白细胞缺乏症（familial and cyclic neutropenia）是一种罕见的血液系统疾病，美国医师 Leale 于 1910 年首先报道。这种疾病的特征是中性粒细胞周期性减少，粒细胞减少期一般持续 3 ～ 10 天，周期为 21 天左右。

387. 家族性和周期性白细胞缺乏症牙周炎发病情况如何?

本病病因不明，有学者报道此病具有家族性，为常染色体显性遗传，也有人认为是常染色体隐性遗传，与基因的缺陷有关，但只有 1/3 病例有家族史。此外，也有特发和散发的报道。大多数患者在婴幼儿期发病，但也有发病于成年期的。患者的男女比例无明显差别。

388. 家族性和周期性白细胞缺乏症牙周炎有哪些临床表现?

几乎所有患者都有口腔表现，常伴有唇舌侧黏膜和牙龈反复发作的溃疡及皮肤、胃肠道和泌尿生殖系统的溃疡，症状的出现与粒细胞的减少相一致。患者的牙周病损可累及乳牙列和恒牙列。典型病例表现为快速破坏的牙周炎，牙龈红肿出血、牙周袋形成、牙槽骨广泛吸收、牙齿松动，最终导致牙齿早失。患者牙周组织破坏的程度高于因口腔卫生不良而导致组织破坏的慢性牙周炎患者，有时伴有乳牙和年轻恒牙牙龈的重度退缩，还有些患者可发生不典型的溃疡性龈炎，并伴有牙龈瘀斑。在两个粒细胞缺乏期之间，牙龈炎症减轻。

389. 家族性和周期性白细胞缺乏症牙周炎如何治疗?

（1）牙周治疗：一是口腔卫生指导。强化刷牙和建议每天用牙线，在粒细胞减少期，由于口腔溃疡和牙龈的肿痛，可以暂时使用 0.12% ～ 0.2% 氯己定漱口水代替机械性菌斑控制。二是牙周基础治疗和定期维护。在粒细胞恢复期进行专业的菌斑清除比较理想，同时可局部应用米诺环素作为辅助治疗，尤其是在粒细胞减少期能取得较好的效果。三是一般不建议手术，因为易发生术后感染。

（2）全身治疗：请血液病专家提出治疗方案，如注射粒细胞集落刺激因子促进粒细胞的生成或脾切除减少粒细胞在脾的滞留。

390. 什么是艾滋病型牙周炎?

艾滋病型牙周炎是指艾滋病患者所发生的进展快速的坏死溃疡性牙周炎。艾滋病全称为获得性免疫缺陷综合征(acquired immunodeficiency syndrome，AIDS)，受到人类免疫缺陷病毒(human immunodeficiency virus，HIV)感染后，血清可以呈现对 HIV 的抗体阳性，从感染到发病的潜伏期可持续数年乃至数十年。约有 30% 的艾滋病患者首先在口腔出现症状，其中不少症状位于牙周组织。

391. 艾滋病型牙周炎有哪些临床表现?

(1)线形龈红斑(linear gingival erythema，LGE)：在牙龈缘处有明显的鲜红的宽 2 ～ 3 毫米的红边，在附着龈上可呈瘀斑状，极易出血，对常规牙龈洁治反应不佳。

(2)坏死性溃疡性龈炎：AIDS 患者所发生的坏死性溃疡性龈炎临床表现与非 HIV 感染者十分相似，牙龈极易出血，口中有血腥味甚至有自发性出血，疼痛明显，有典型的腐败性口臭，但 AIDS 患者病情较重，病势较凶，需要结合血清学等检查来鉴别。

(3)坏死性溃疡性牙周炎：由于患者抵抗力极度低下而从坏死性溃疡性龈炎迅速发展而成，牙齿出现松动、移位。

AIDS 在口腔中的表现还有毛状白斑、白念珠菌感染、复发性溃疡等，晚期可发生 Kaposi 肉瘤。

392. 艾滋病型牙周炎如何治疗?

坏死性溃疡性龈炎和坏死性溃疡性牙周炎患者均可按常规进行牙周治疗，如局部清除牙石和菌斑，全身给予抗菌药，首选为甲硝唑 200 毫克，每天 3 ～ 4 次，共服 5 ～ 7 天，它比较不容易引起继发的真菌感染。还需使用 0.12% ～ 0.2% 的氯己定含漱液，对细菌、真菌和病毒均有杀灭作用。治疗后，疼痛常可在 24 ～ 36 小时消失。

393. 艾滋病型牙周炎如何预防?

(1)养成正确的刷牙习惯，保持良好的口腔卫生。

(2)不要有焦虑情绪，提高自身抵抗力，多食蔬菜、水果等清淡的食物。

（3）一旦发现牙龈有红肿、溃疡或者出血，尽快到医院由专业医生进行检查治疗。

五、牙周炎相关常识

394. 心血管疾病患者牙周治疗应注意什么？

（1）预防使用抗生素：对于风湿性心脏病、先天性心脏病和有人工心脏瓣膜患者牙周治疗前应预防性使用抗生素以防感染性心内膜炎，治疗前还可以用 1% ～ 3% 过氧化氢或 0.12% ～ 0.2% 氯己定漱口，以减少口腔内细菌。

（2）建议病情稳定 6 个月以上再考虑进行牙周治疗，牙周治疗最好避免清早（尤其冬季），宜选在近中午前后。

（3）如果装有心脏起搏器或内置除颤器，一定要告知医生起搏器或内置除颤器的类型，以便医生判断是否能使用超声洁治来进行牙周治疗。

395. 凝血功能异常患者牙周治疗应注意什么？

凝血功能异常的患者在接受牙周治疗时为确保治疗的安全性和有效性，需要特别注意以下事项。

（1）在接受牙周治疗前应进行血液检查，确保凝血功能正常，如果患者正在服用可能影响凝血功能的药物，如阿司匹林等抗凝药物，需要在牙医的指导下暂时停药 3 ～ 5 天。

（2）对于牙周炎症较重的患者，在治疗前后使用抗生素来控制牙周感染，并使用局部止血措施来减少出血，治疗结束后观察一段时间确定无出血后再离开医院。

396. 患艾滋病、乙肝、梅毒等传染性疾病的患者牙周治疗应注意什么？

（1）预防性抗生素使用：在治疗前预防性使用抗生素，以降低治疗过程中发生菌血症的风险。

（2）严格的消毒措施：在治疗过程中，应采取严格的消毒措施，使用一次性器械或彻底消毒的器械，以避免交叉感染。

（3）多学科协作：患者应与牙科医生及内科医生或传染病专家紧密

合作，如实告知病情，共同制订治疗计划。

397. 放疗的头颈部肿瘤患者牙周治疗应注意什么？

肿瘤患者放疗前应先进行口腔检查及牙周基础治疗，消除口内感染灶，拔牙、龈下刮治、牙周手术等口腔有创治疗需至少在放疗前 14 天完成，达到软组织愈合标准后再行放疗。

头颈部肿瘤已行放疗的患者，全身耐受者可行牙周基础治疗。如放疗剂量高于 60Gy，建议推迟拔牙、牙周手术等有创伤性治疗。患者使用含氟牙膏和漱口液，也可局部涂氟预防放射性龋坏。

398. 妊娠哺乳期女性患者的牙周治疗应注意什么？

（1）妊娠期：在妊娠期，牙周基础治疗都是安全的，如果需要牙周手术治疗，建议安排在妊娠中期，因为这个阶段对孕妇和胎儿的风险相对较低。

（2）哺乳期：哺乳期牙周病的预防和治疗一般与常人无异，但用药（治疗中麻药和治疗需要的维持用药）需要慎重。虽然乳汁中的药物浓度仅有母体的 1% ～ 2%，仍应注意尽量在哺乳后使用，间隔 4 小时以上再次用药，以尽量降低泌乳中的药物浓度。

399. 为什么建议定期洗牙？

口腔医生建议每 6 个月进行一次洗牙。因为牙石是矿化的牙菌斑，无法通过日常刷牙和使用牙线去除，定期洗牙可以去除牙石和牙菌斑，预防牙周病。另外，牙菌斑中的细菌会产生酸性物质，导致牙齿矿物质溶解，洗牙去除牙菌斑可以减少蛀牙的风险。定期洗牙还可以减少口腔细菌数量，有助于降低感染风险。口腔健康与全身健康密切相关，定期洗牙维护口腔健康，可以促进机体整体健康。

400. 洗牙后应该注意什么？

（1）避免进食或饮用染色食物和饮料：刚洗牙后，尽量避免摄入咖啡、红酒、浓茶等染色食物和饮料，以免色素沉着，影响牙齿的美观。

（2）避免吸烟：吸烟会使牙齿变黄，并可能导致牙齿表面出现色素沉积。

（3）避免进食过冷过热的食物：洗牙后的牙齿可能对冷热敏感，因此在刷牙时应使用温水，不要喝过烫的水，吃饭时不要吃过热的食物，都有助于避免牙齿敏感症状。

401. 如何正确刷牙?

生活中人们经常将牙刷横着刷牙，导致牙齿颈部呈现沟状的缺损，这样刷牙是错误的，正确刷牙的操作方法称作 Bass 刷牙法。将刷头置于牙颈部，刷毛指向牙根方向（上颌牙向上，下颌牙向下），轻微加压，使刷毛部分进入龈沟，以短距离（约 2 毫米）水平颤动牙刷 4 ～ 6 次，然后将牙刷向牙冠方向转动，拂刷唇舌（腭）面。刷上前牙舌（腭）面时将刷头竖放在牙面上，使前部刷毛接触龈缘或进入龈沟，自上而下拂刷，刷下前牙舌面时，自下而上拂刷。刷咬合面时，刷毛指向咬合面，稍用力做前后来回刷，注意上下左右区段都必须刷到。最好选择刷头小、刷毛软、刷毛长短合适，以及握持牙刷柄舒适的牙刷。

第三节　口腔黏膜病

一、复发性阿弗他溃疡

402. 什么是复发性阿弗他溃疡?

复发性阿弗他溃疡（recurrent aphthou ulcer，RAU）又称作复发性口腔溃疡，是最常见的口腔溃疡类疾病，其主要特征为反复发作、有灼痛感且具有自限性（可以自愈）。溃疡发作时影响说话、进食及吞咽，使患者的生活质量降低。

403. 复发性阿弗他溃疡在人群中发病情况如何?

复发性阿弗他溃疡患病率较高，是最常见的口腔黏膜疾病之一。

根据种族或人群不同，调查发现人群中至少有 10% ～ 25% 患有该病，在特定人群中，RAU 的患病率甚至高达 50%，女性的患病率一般高于男性，好发于 10 ～ 30 岁。

404. 复发性阿弗他溃疡有哪些病因？

复发性阿弗他溃疡目前病因仍不清楚，多数学者认为是免疫、遗传、系统性疾病、感染等多种因素综合作用的结果。近年来，大量研究提示免疫因素是 RAU 最重要的发病机制，尤其是细胞免疫应答。另外，大量的临床实践和动物实验证实，尚有许多其他因素如氧自由基、微循环状态异常等值得探讨。

405. 复发性阿弗他溃疡有哪些临床表现？

复发性阿弗他溃疡表现为复发性的界线清楚、椭圆或圆形的口腔溃疡，有白色或黄色假膜覆盖，周缘有一圈红晕。有些溃疡起初表现为红斑或丘疹，随后变为典型溃疡。持续时间长的溃疡，黄色假膜会变为灰色。溃疡发作时疼痛明显，影响进食和说话，前驱症状有烧灼和刺痛感。溃疡好发于嘴唇内侧、两侧颊黏膜、口底、软腭、舌缘、舌腹黏膜，咽部也可发生，较少发生于硬腭及牙龈。

406. 复发性阿弗他溃疡如何治疗？

由于复发性阿弗他溃疡发病机制尚未明确，目前还没有根治的特效方法，因此 RAU 的治疗以对症治疗为主，目前对于复发性阿弗他溃疡治疗目的是减少复发次数、延长间歇期、减轻疼痛、促进愈合。

治疗复发性阿弗他溃疡的常用全身药物包括糖皮质激素、沙利度胺、具有免疫抑制作用的中成药如昆明山海棠、免疫增强剂如胸腺肽肠溶片、匹多莫德等。局部药物主要为具有抗菌消炎、促进上皮愈合的局部贴剂及凝胶、漱口水，如地塞米松溃疡糊剂、氯己定漱口液、重组牛碱性成纤维细胞生长因子凝胶等。除此之外，可用 Ga、Al、As、He–Ne 等激光疗法，超声波雾化疗法，微波疗法，冷冻疗法等。同时，由于 ARU 的患者多数有恐癌等心理问题，所以适当的心理疗法也十分必要。

407. 复发性阿弗他溃疡如何预防？

在生活中我们要注意对黏膜的保护，少吃辛辣刺激性食物，均衡营养膳食。去除口腔局部刺激因素，避免口腔黏膜创伤。保持口腔卫生，保证充足睡眠，提高睡眠质量。此外，焦虑和压力也与复发性阿弗他溃疡的复发相关，因此保持心情愉悦、心理放松也很重要。

二、口腔扁平苔藓

408. 什么是口腔扁平苔藓？

扁平苔藓是一种慢性炎性皮肤黏膜病，发生在口腔黏膜上的扁平苔藓称为口腔扁平苔藓。因口腔扁平苔藓长期糜烂病损有恶变现象，恶变率为0.4% ～ 2.0%，WHO 将其列入癌前状态。

409. 口腔扁平苔藓在人群中发病情况如何？

口腔扁平苔藓好发于女性，年龄一般在 30 ～ 60 岁，患病率为 0.5% ～ 3%，是口腔黏膜中仅次于复发性阿弗他溃疡的常见疾病。

410. 口腔扁平苔藓的病因是什么？

口腔扁平苔藓病因不明，目前在学术界比较认可的病因学假说是口腔黏膜上皮角质形成细胞可能受到某些遗传、表观遗传、口腔微环境和感染性因素刺激的影响，从而异常表达某种类型的抗原，进而诱导固有层 T 淋巴细胞浸润，并最终造成了棘层细胞的凋亡，形成临床损害。

411. 口腔扁平苔藓有哪些临床症状？

临床上，口腔扁平苔藓根据是否有糜烂分为糜烂型和非糜烂型以指导治疗。糜烂型扁平苔藓患者在进食辛辣刺激食物或较烫食物时感到疼痛；非糜烂型患者部分无自觉症状，部分仅感觉黏膜粗糙，也有部分患者进食辛辣刺激食物时疼痛。还有少数口腔扁平苔藓患者伴有皮肤病损，以四肢伸侧对称性紫红色扁平丘疹最为多见，皮损可伴有瘙痒感。病损还可累及头皮，使毛囊破坏导致脱发。

412. 口腔扁平苔藓如何治疗？

口腔扁平苔藓治疗的主要目的是促进糜烂性病损愈合、缓解进食疼痛和不适、防止癌变。由于病因不明，该疾病很难根治。对于非糜烂型无明显症状患者，无须药物治疗，建议定期复查；对于非糜烂型仅有粗糙感患者，可使用复方丹参滴丸、β 胡萝卜素或一些抗氧化剂如维生素 E、维生素 AD 滴剂等口服或局涂；对于非糜烂型伴进食疼痛者，可口服免疫调节类制剂如转移因子、白芍总苷胶囊等，并配合使用糖皮质激素类制剂局涂及杀菌消炎类制剂含漱；对于糜烂型且糜烂面积局限的患者，可使用糖皮质激素在糜烂病损基底局部小剂量多点注射，口服药同非糜烂型伴进食疼痛者一致；对于糜烂型且糜烂病损广泛的患者，可口服一定剂量糖皮质激素，并配合超声雾化口腔吸入治疗，待病情控制后用药同非糜烂型。

413. 口腔扁平苔藓如何预防?

在日常生活中，我们需要做好口腔卫生保健，戒除不良嗜好如吸烟、饮酒等，保持心情愉悦放松。同时，对于有糖尿病、心脑血管疾病的人群要积极控制血压、血糖，保持较好的健康状态。

414. 口腔扁平苔藓会癌变吗?

口腔扁平苔藓有恶变倾向，属于口腔潜在恶性疾病，但由于多数研究缺乏详尽的临床资料和组织病理学确诊，其癌变率报道存在较大差异。近期我国一项研究认为口腔扁平苔藓癌变率低于 1%。但总体来说，口腔扁平苔藓预后较好，癌变率较低，除了需要消除危险因素如吸烟、局部机械刺激等之外，需要每年 1 ～ 2 次定期复诊。

三、口腔白斑病

415. 什么是口腔白斑病?

口腔白斑病指口腔黏膜上以白色斑块为主的损害，不能擦去，也不能以临床和组织病理学的方法诊断为其他可定义的损害，是最常见的口腔潜在恶性疾病，不包括吸烟、局部摩擦等局部因素去除后可以消退的单纯性过角化病。

416. 口腔白斑病在人群中发病情况如何?

口腔白斑病患病率为 0.57% ～ 3.6%，好发于 40 ～ 60 岁中老年男性患者，但近年女性患者患病逐年增高，好发部位为牙龈 / 牙槽嵴黏膜，占所有发病部位的 33.3%，38.9% 的白斑患者有吸烟习惯，高于非白斑人群，但两者间并无统计学差异。

417. 导致口腔白斑病有哪些因素?

口腔白斑病的发病机制目前仍未完全研究透彻，与多种因素均有关，局部刺激因素如咀嚼槟榔、吸烟等，某些感染因素如念珠菌感染、人乳头状瘤感染等。一些全身因素包括微量元素、微循环改变、易感的遗传素质、脂溶性维生素缺乏等与白斑的发病也有关系。

418. 口腔白斑病有哪些临床表现?

口腔白斑病根据临床表现可分为均质型及非均质型两大类。均质型白斑为界线清楚的皱纸状或斑块状白色病损，略突起于黏膜表面，病损相对平整；非均质型白斑包括颗粒状（表面呈白色颗粒状突起，基底黏膜充血）、溃疡状（白色斑块上可见糜烂溃疡）、疣状（白斑表面呈毛刺状及疣状）。非均质型白斑相对于均质型白斑上皮的异常增生程度通常更明显，癌变概率也更大。

419. 口腔白斑病如何治疗?

口腔白斑病的治疗首要是去除局部刺激因素，比如戒除不良习惯、去除口内锐利残根残冠等。根据病情的不同，治疗方案也不同，需要综合考虑病损部位、大小、异常增生程度等因素。对于大多数均质型白斑，一般是不伴或仅伴有轻度上皮异常增生的，可以仅采用局部治疗，如使用维 A 酸制剂、维生素 AD 滴剂或维生素 E 局涂，面积较大者还可使用全身药物如部分免疫增强剂、抗氧化剂等；对于部分面积相对局限的非均质型白斑首选手术切除后定期复查；对于一些面积过大，或者位置比较特殊（比如手术后会影响正常语言或咀嚼功能）的非均质型白斑，除了需要密切观察防止癌变外，还可以采用冷冻治疗、激光治疗或光动力治疗等方法。

420. 口腔白斑病如何预防?

戒除口腔不良习惯，包括戒除槟榔、戒烟等尤为重要。对于口内的一些长期慢性机械性刺激也需要提高警惕，包括局部残根残冠、牙结石等对黏膜的刺激，如果造成了局部黏膜反复溃疡糜烂，需要及时去除。此外，增强体育锻炼、增加自身抵抗力在预防白斑癌变上也有一定的帮助。

四、灼口综合征

421. 什么是灼口综合征?

灼口综合征（burning mouth syndrome， BMS）是一种常见的口腔黏膜疾病，主要表现为口腔内灼热感或火辣辣的感觉，仿佛刚被热的食物烫过。这种烧灼感通常以舌尖或舌侧部位最为常见，有时也会影响到口腔内的其他部位，如牙龈、嘴唇内侧、上腭等。

422. 灼口综合征在人群中发病情况如何?

灼口综合征在普通人群中患病率较低，一般在 0.7% ～ 5%，但随着年龄增长而增加，多数发生于更年期阶段的女性，部分男性也可患病。该病以舌部为主要发病部位，也可发生在唇、腭、颊等部位；疼痛可伴有口干、味觉障碍等症状。

423. 导致灼口综合征有哪些因素?

灼口综合征的确切原因尚不明确，但可能与多种因素有关，包括局部病变、全身病变、精神因素等。此外，灼口综合征的诊断通常是排除性诊断，需要排除其他可能引起类似症状的口腔疾病。

424. 灼口综合征有哪些临床表现?

灼口综合征患者的症状常被描述为烧灼样疼痛、麻木、粗糙、干燥、肿胀、痒及异物感等各种不适，大部分累及舌前2/3，其他部位如舌缘、硬腭、双颊、唇也可发生；晨起较轻，午后加重，进食或注意力分散的疼痛缓解；2/3 以上的患者同时伴有口干和味觉异常。抑郁及焦虑等精神疾病也常见于灼口综合征患者群体。

425. 灼口综合征如何治疗?

主要有药物治疗、心理治疗、低能量激光治疗、中医治疗等。首先消除局部刺激因素，去除不良习惯。对伴有抑郁、焦虑等心理问题的患者可服用氯硝西泮等药物治疗，同时辅以甲钴胺片、谷维素片等药物治疗。其次，心理疏导对于灼口综合征患者尤为重要。此外，低能量激光治疗也有一定效果，还可酌情加服中成药或中医中药等调理。

426. 灼口综合征如何预防？

灼口综合征患者大多伴有心理压力增大，生活质量下降。因此，日常生活中要做到规律作息，保持充足的睡眠，学会情绪把控，保持心情愉悦。此外，对于更年期女性更要做好充分的心理准备，放平心态，不要过分关注口腔。

五、口腔单纯疱疹

427. 什么是口腔单纯疱疹？

口腔单纯疱疹是由单纯疱疹病毒（herpes simplex virus，HSV）引起的一种感染，通常由 HSV-1 型病毒导致。这种病毒感染可以导致口腔黏膜上出现成簇的小水疱，这些水疱可能会破裂形成疼痛的溃疡。口腔单纯疱疹常见于婴幼儿，尤其是 6 个月到 2 岁的儿童，但成人也可能感染。感染后，病毒可能在体内处于潜伏状态，并在免疫力下降或其他触发因素作用下复发。

428. 口腔单纯疱疹在人群中发病情况如何？

据统计，世界上 1/3 以上的人群曾患复发性疱疹性口炎，流行病学资料表明，50 岁以下人群中有 90% 的人血清中有抗 I 型单纯疱疹病毒抗体，说明曾发生或正在发生单纯疱疹病毒感染。

429. 口腔单纯疱疹有哪些临床表现？

口腔单纯疱疹分为原发型及复发型。原发型疱疹性口炎多见于婴儿或儿童，以 6 个月到 3 岁最易发生，潜伏期为 2 ～ 12 天，其间可有感冒、发热、咳嗽等症状。1 ～ 3 天后皮肤黏膜水疱产生，常发生在唇、颊、舌以及角化良好的硬腭，单个病损为直径 1 ～ 2 毫米的水疱，病损成簇分布，破溃融合形成浅而不规则的糜烂面，上覆盖黄白色假膜，周缘重新发红，牙龈红肿也十分常见。10 ～ 14 天逐渐愈合，不留瘢痕。复发性疱疹性口炎常见于成年人，在原发型疱疹感染后当全身抵抗力降低时发生，多累及唇红、口角、口周，前驱症状包括病损区烧灼感、麻刺感，约 6 小时内唇周出现红斑，随即变为水疱，后破溃形成糜烂或感染形成脓疱，从前驱期至愈合约10天，且愈合后不留瘢痕。少数复发性单纯疱疹可发生在口内，主要累及硬腭及牙龈。

430. 口腔单纯疱疹如何治疗?

目前还缺少抗病毒的特效疗法，主要采用对症治疗，以缩短病程，减轻痛苦，促进愈合。局部治疗可使用一些消炎镇痛类药物、杀菌药物或抗病毒软膏，但不能使用激素；同时可应用一些物理疗法，如氦氖激光照射也可止痒镇痛，促进疱液吸收。对于原发型疱疹性口炎患者，还可以结合全身用药治疗，如使用抗病毒药物阿昔洛韦、盐酸吗啉胍（病毒灵）、板蓝根冲剂等。此外，患者还应注意多饮水、多休息，补充维生素，还可辅以中医中药治疗。

431. 口腔单纯疱疹如何预防?

日常生活中，应该做好食器的消毒杀菌，易感人群如新生儿及免疫功能低下者应尽可能避免接触疱疹病毒感染者。对患有生殖器疱疹的产妇，宜行剖宫产，以避免胎儿分娩时感染。此外，成年人还可选用单纯疱疹病毒疫苗进行预防接种。

六、口腔念珠菌病

432. 什么是口腔念珠菌病?

口腔念珠菌病是由念珠菌属（尤其是白念珠菌）引起的一种口腔黏膜感染。这种感染可以是急性、亚急性或慢性的，并且随着抗生素、糖皮质激素、免疫抑制剂等药物的广泛应用，以及老龄化、艾滋病流行、器官移植等因素，患者数量有所增加。

433. 导致口腔念珠菌病的因素有哪些?

念珠菌是口腔正常菌群的一种，因此免疫正常的人群中极少发生念珠菌感染；当由于某些原因如老年性抵抗力下降、HIV 感染、骨髓移植、广谱抗生素长期使用等原因使宿主防御功能下降时，念珠菌才会转变为致病菌，引起口腔念珠菌病。

434. 口腔念珠菌病有哪些临床表现？

口腔念珠菌病可发生于口腔内任何部位，根据临床表现主要分为四种类型。

（1）急性假膜型念珠菌病：又称雪口病，好发于婴幼儿及老年人，表现为口腔黏膜表面出现白色或黄白色的假膜，用力可拭去，基底黏膜鲜红易出血。

（2）急性红斑型念珠菌病：多发生于广谱抗生素使用后口腔菌群失调的患者，表现为口腔内弥散性红斑，伴进食刺激痛及烧灼痛，好发于舌背，其次为腭部及双颊。

（3）慢性红斑型念珠菌病：又称义齿性口炎，好发于长期佩戴义齿的上颌腭侧面，表现为红斑样病损，有时可伴随腭部黏膜乳头状增生。

（4）慢性增殖型念珠菌病：好发于舌背，临床表现为增厚的白色斑块且不易拭去，此型的诊断需要组织病理学活检，且病损有癌变潜能。

435. 口腔念珠菌病如何治疗？

首先，口腔念珠菌病患者需要去除易感因素，如停止长期滥用抗生素、积极治疗相关免疫缺陷疾病、保持口腔卫生及时清洗义齿等。对于一般患者而言，局部治疗即可获得良好效果，如 2% ～ 4% 碳酸氢钠溶液含漱、局部涂抹制霉菌素等。对于病情顽固患者可配合使用口服抗真菌药物、免疫增强药物等。

436. 口腔念珠菌病如何预防？

首先，日常生活中我们应该养成健康规律的作息饮食习惯，加强体育锻炼，增强免疫功能，防止机会性感染。其次，对于一些免疫功能较差的人群，如婴幼儿、老年人或免疫缺陷病患者，应该注意口腔卫生，定期对食器消毒，也可预防性使用含有碳酸氢钠成分的牙膏或漱口水。生活中也要尽可能遵医嘱用药，避免滥用抗生素。

七、地图舌

437. 什么叫地图舌？

在舌黏膜浅层的慢性边缘剥脱性舌炎，又称游走性舌炎，因其临床表现类似蜿蜒的大陆边界故得名，其病损的形态和位置多变，又被称为游走性舌炎。

438. 地图舌在人群中发病情况如何?

地图舌可以发病于任何年龄，在一般人群中发病率为 0.1% ～ 14.1%，多发于 6 个月至 3 岁的儿童，随着年龄增长有可能自行消失。也可发生于中青年，成人中女性多于男性。少数患者有家族遗传倾向，但大多数患者为散发。

439. 导致地图舌有哪些因素?

地图舌的病因不清，与一些系统性疾病如糖尿病、脂溢性皮炎、胃肠道疾病、唐氏综合征、维生素 B 或锌缺乏等相关。此外，精神心理因素、遗传、免疫功能低下可能也有所影响。

440. 地图舌有哪些临床症状?

地图舌主要临床表现为光滑的丝状乳头萎缩区，周围丝状乳头增厚呈白色的弯沿边界，位置和图案时常发生变化，似在舌背游走；好发于舌背前份，有时可延伸至舌腹、口底或颊部。多数地图舌患者无症状，部分可对刺激性食物敏感。

441. 地图舌如何治疗?

该病预后良好，且无明显不适感，故无症状的地图舌一般不需要治疗，但需要心理疏导。有症状者可口服免疫增强剂、多维元素片等药物，局部可使用 4% 碳酸氢钠溶液或复方氯己定含漱液漱口。治疗以缓解症状为目的，而非使地图样花纹消失。

442. 地图舌如何预防?

日常生活中，养成良好的生活习惯、饮食平衡、积极调节情绪对此疾病的预防有一定的帮助。对于有基础性疾病的患者还需要到相关科室就诊，积极控制相关疾病。

八、唇炎

443. 什么是唇炎?

唇炎是发生在唇部的炎症性疾病，可以分为急性和慢性两种类型。慢性唇炎更为常见，主要表现为唇部反复出现干燥、脱屑、胀痛、瘙痒、渗出和结痂等症状，这些症状可能会反复发作，时而轻微时而严重。

444. 导致唇炎的因素有哪些?

唇炎的病因大多不明，与过敏、光照、气候、内分泌、免疫、微量元素缺乏、烟酒刺激等均有一定关系，与咬唇舔唇等不良习惯也有一定关系，也可能与精神心理因素有关。

445. 唇炎在人群中发病情况如何?

唇炎的患病率受到地区、环境、生活习惯和研究方法等多种因素的影响，在不同人群中有所差异。目前尚无统计学数据统计唇炎总体发病率。

446. 唇炎有哪些临床表现?

唇炎的表现多种多样，根据临床特征分为湿疹糜烂性唇炎、干燥脱屑性唇炎等。湿疹糜烂性唇炎临床表现多见下唇唇红部糜烂，伴浅黄色渗出及轻度肿胀，可继发感染及出血形成假膜或血痂，患者常有糜烂、疼痛，有时伴瘙痒。干燥脱屑性唇炎主要表现为唇红部干燥、脱屑，鳞屑呈灰白色，并可出现纵裂沟，纵裂沟加深时可伴出血。此外，部分腺性唇炎、肉芽肿性唇炎等可表现为嘴唇的肿胀肥厚。

447. 唇炎如何治疗?

对于明确刺激因素的唇炎，如过敏、光照、食物刺激等，首先要避免相应的刺激因素。局部可使用复方氯己定湿敷、糖皮质激素制剂或他克莫司局涂等；全身多辅以多维元素、维生素等。对于严重的湿疹糜烂性唇炎可全身使用糖皮质激素或硫酸羟氯喹等药物。

448. 唇炎如何预防?

养成良好生活习惯，膳食均衡、少吸烟、少喝酒，不要随意使用抗生素，不要使用劣质或不适合自己的唇膏，不要盲目做“文唇”。要避免可能引起过敏反应的各种因素。改掉喜欢咬唇、咬舌等习惯，避免造成黏膜创伤。同时日常生活中还要注意唇部保湿。

第四节　口腔颌面部感染

一、概论

449. 什么是口腔颌面部感染?

口腔颌面部感染是指口腔颌面部由各种病原体造成的感染性疾病，这是一大类疾病的总称。具体来说，颌面部感染包括以下几种常见类型。

（1）智齿冠周炎：这是智齿萌出过程中或萌出后，部分牙龈被覆盖并受到细菌感染，导致冠周牙龈反复出现炎症。

（2）口腔颌面部间隙感染：口腔颌面部存在一些潜在的间隙，当牙源性细菌侵入这些间隙时，会引起相应间隙的肿胀、疼痛，或伴有功能障碍。常见的间隙感染包括眶下间隙感染、颊间隙感染、咬肌间隙感染、翼下颌间隙感染等。

（3）颌骨骨髓炎：这是一种颌骨内的感染，包括化脓性颌骨骨髓炎、放射性颌骨骨髓炎和双膦酸盐性颌骨坏死。

（4）面颈部淋巴结炎：这种感染可以由牙源性感染引起，也可以由全身感染导致，造成面颈部淋巴结发炎。

（5）面部的疖痈：面部的皮肤毛囊和皮脂腺因细菌感染引起的急性化脓性感染，感染后形成较大块的红色肿物。

（6）口腔颌面部的特异性感染：如结核等，这些感染具有特定的病原体和临床表现。

450. 口腔颌面部感染的病因是什么?

（1）牙源性感染：细菌通过病灶牙或牙周组织进入机体引起的感染，这是最常见的口腔颌面部感染途径。

（2）腺源性感染：细菌经过淋巴管侵犯区域淋巴结，引起淋巴结炎，继而穿破淋巴结包膜扩散到周围间隙形成蜂窝织炎。

（3）损伤性感染：由于外伤、黏膜破溃或拔牙等操作造成皮肤黏膜屏障完整性破坏，细菌进入机体而引起感染。

（4）血源性感染：机体其他部位的化脓性病灶通过血液循环播散到口腔颌面部而引起的化脓性感染。

（5）医源性感染，在进行口腔内局部麻醉、外科手术、局部穿刺等创伤性操作时，由于消毒不严将细菌带入机体内而引起的感染。

451. 口腔颌面部感染有哪些临床表现？

局部表现为红、肿、热、痛，这是化脓性炎症急性期的典型表现。由于感染部位的不同，可能会出现相应的功能障碍，例如，炎症累及咀嚼肌部位会导致不同程度的张口受限；病变发生在口底咽旁会引起进食、语言障碍甚至出现呼吸困难。随着病程的延续，当急性炎症局限后会形成脓肿，局部可能出现跳痛或局限性的压痛点。

根据机体抵抗力和致病菌的数量、毒力强弱，全身症状可能有所不同。轻者可能无明显症状，重者可能出现畏寒、发热、全身不适、食欲缺乏、尿量减少等症状。病情较重且病程较长者还可能出现水及电解质平衡失调、贫血、肝肾功能障碍等。慢性炎症的患者还可能有持续低热、全身慢性消耗状态、营养不良、不同程度的贫血等表现。

452. 口腔颌面部感染如何诊断？

口腔颌面部感染的诊断，首先会依据患者的局部和全身临床表现，例如，局部出现红、肿、热、痛，甚至功能障碍，全身可能出现发热、头痛等不适感。同时，实验室检查也会发现一些变化，如周围血中的白细胞数量升高，中性粒细胞比例增多，以及核左移等现象，这些都可以作为初步诊断的依据。为了更准确地诊断，医生还会进行一些辅助检查。如采集感染部位的分泌物或脓液进行细菌培养，这样可以确定感染的细菌种类，从而选择更敏感的抗生素进行治疗。如果怀疑有深部脓肿，医生还会进行穿刺检查，抽取脓液进行化验，以明确诊断并了解脓液的性状。此外，超声波检查也很有帮助，它可以辅助诊断深部脓肿的位置和大小。对于怀疑有颌骨骨髓炎的情况，X 线检查更是必不可少的，它可以提供病变范围、破坏程度或形成死骨的部位等可靠依据。需要注意的是，口腔颌面部感染的鉴别诊断也很重要。因为有些深在的间隙感染或脓肿，以及浅表经久不愈的慢性浸润块和溃疡，可能与恶性肿瘤、血管瘤及囊肿的继发感染等表现相似，所以需要进行仔细的鉴别。

453. 口腔颌面部感染如何治疗？

口腔颌面部感染的治疗，首先根据感染的部位和进展程度，评价感染的严重程度。同时，还要对患者机体的抵抗力进行评价，应注意是否存在影响免疫系统功能的因素。常见的影响人体免疫系统功能的因素有糖尿病、慢性肾病、营养不良、酒精中毒、激素治疗、恶性肿瘤等。

总的治疗措施应针对全身和局部两个方面。改善患者的一般状况，调整紊乱的生理功能，增强机体抗病能力，这是治疗的基础；而针对病原菌进行抗生素治疗，切开引流并清除炎症所产生的脓液和坏死组织则是治疗的关键。此外，应尽早去除感染因素及局部病灶，这是缩短病程，减少急性炎症反复发作的重要措施。

二、智齿冠周炎

454. 什么是智齿冠周炎？

智齿冠周炎是指第三磨牙（智齿）在萌出过程中，由于萌出不全或阻生，导致牙冠周围软组织发生的炎症。这种病症是口腔科常见的疾病之一，尤其多发于 18 ～ 25 岁的青年人群。

455. 智齿冠周炎的病因是什么？

在人类演化过程中，食物的变化导致咀嚼器官逐渐退化，颌骨长度与牙齿所需长度变得不协调。智齿作为牙列中最后萌出的牙齿，常因空间不足而阻生。阻生的智齿牙冠可能被牙龈部分或全部覆盖，形成盲袋，容易藏匿食物残渣和细菌。当身体抵抗力下降或细菌毒力增强时，就可能引发智齿冠周炎，导致牙龈肿胀疼痛。

456. 智齿冠周炎有哪些临床表现？

智齿冠周炎常以急性炎症形式出现，初期患者自觉智齿周围软组织及牙龈发红、肿胀疼痛，当进食咀嚼、吞咽、开口活动时疼痛加重。后期局部可出现自发性跳痛或放射性痛，若炎症侵及咀嚼肌，可出现张口受限甚至“牙关紧闭”。

457. 智齿冠周炎如何治疗?

智齿冠周炎的治疗，关键在于早期诊断和及时处理。治疗原则是在急性期以消炎、镇痛、切开引流和增强全身抵抗力为主。局部处理是重点，包括清除龈袋内的食物碎屑、坏死组织和脓液，常用生理盐水、过氧化氢溶液等冲洗。同时，根据炎症程度和全身反应，选择适合的抗菌药物和支持疗法。若形成脓肿，需及时切开引流。炎症消退后，对于有足够萌出位置且牙位正常的智齿，可考虑切除冠周龈瓣以消除盲袋。

458. 智齿冠周炎如何预防?

对智齿冠周炎的预防，重点应放在早期发现上。凡有智齿阻生者，应定期复查，预防性拔除智齿是预防智齿冠周炎的重要措施，对于牙位不正、无足够萌出位置或对颌对应智齿已拔除的智齿，应尽早拔除。其次要保持充分的睡眠，增强机体抵抗力，且注意勤刷牙、勤漱口，维护口腔清洁，防止炎症发生。

三、口腔颌面部间隙感染

459. 什么是口腔颌面部间隙感染?

口腔颌面部间隙感染是指发生在口腔、颜面、颈部等区域的疏松结缔组织（间隙）中的化脓性炎症。这些间隙内充满疏松结缔组织，由于感染易于扩散，常形成多个间隙的弥漫性蜂窝织炎。

460. 口腔颌面部间隙感染的病因是什么?

口腔颌面部间隙感染的病因主要包括牙源性感染，如龋病、牙周病、智齿冠周炎等引起的细菌扩散；腺源性感染，如上呼吸道感染继发的淋巴结炎症扩散；损伤性感染，如外伤、手术或异物存留导致的细菌侵入；医源性感染，如治疗过程中的无菌操作不当；以及血源性感染，如其他部位化脓性病灶通过血液循环播散。其中，牙源性感染是最主要的病因。

461. 口腔颌面部有哪些间隙?

口腔颌面部存在多个间隙，这些间隙在解剖学和临床上具有重要意义。

（1）眶下间隙：位于眼眶下方、上颌骨前壁与面部表情肌之间。

（2）颊间隙：位于颊部皮肤与颊黏膜之间颊肌周围的间隙。

（3）颞间隙：位于颧弓上方的颞区，借颞肌分为颞浅与颞深两间隙；借脂肪结缔组织与颞下间隙、咬肌间隙、翼下颌间隙、颊间隙相通。

（4）颞下间隙：位于颅中窝底。

（5）咬肌间隙：位于咬肌与下颌支外侧骨壁之间。

（6）翼下颌间隙：位于翼内肌与下颌支之间。

（7）舌下间隙：位于舌和口底黏膜之下，下颌舌骨肌及舌骨舌肌之上。

（8）咽旁间隙：位于咽腔侧方的咽上缩肌与翼内肌和腮腺深叶之间。

（9）下颌下间隙：位于下颌舌骨肌下方，上、内界为下颌舌骨肌和舌骨舌肌，下界为二腹肌前、后腹及颈阔肌，外侧邻接下颌骨下缘和颈深筋膜浅层。

（10）颏下间隙：位于颏下三角内，即位于两侧二腹肌前腹与舌骨体之间，下界为下颌舌骨肌。

462. 什么是危险三角区?

颌面部危险三角区是指人体面部自鼻根部的中心点至两侧口角的连线所形成的一个三角区域。此区域静脉与动脉基本上是伴行的，静脉构成深、浅两个网，并与颅内的海绵窦相通，此区域的静脉通常没有静脉瓣，这意味着血液可以双向流动，一旦该区域发生感染，细菌或带菌血栓有可能沿着静脉进入颅内，导致严重的颅内感染。因此对于危险三角区内的皮肤感染（如疖肿、痤疮等），处理时必须格外谨慎。

463. 眶下间隙感染有何临床表现?

眶下间隙感染的临床表现主要包括眶下区的肿胀，该肿胀常波及内眦、眼睑、颧部皮肤，并伴有皮肤发红、张力增大。患者还会出现眼睑水肿、睑裂变窄、鼻唇沟消失等症状。当脓肿形成后，眶下区可触及波动感，且口腔前庭龈颊沟处常有明显肿胀和压痛。由于肿胀和炎症的刺激，患者还会感到不同程度的疼痛。在严重情况下，感染可能向上扩散至眶内或颅内，引起更严重的并发症。

464. 眶下间隙感染如何治疗?

治疗眶下间隙感染的方法主要包括局部外敷中药及针对感染病灶牙的处理。当脓肿形成后，应及时进行切开引流术，按照低位引流的原则进行操作。术后需要用生理盐水冲洗脓腔，并留置橡皮引流条以促进脓液排出。待炎症控制后，应立即处理病灶牙以消除感染源。在必要时，医生还会使用抗生素来控制感染并促进疾病的恢复。

465. 颊间隙感染有哪些临床表现?

颊间隙感染的临床表现取决于脓肿形成的部位。在颊部皮下或黏膜下的脓肿，病程进展缓慢，肿胀及脓肿的范围较为局限。但当感染波及颊脂垫时，炎症发展迅速，肿胀范围波及整个颊部，并可向相通的间隙扩散，形成多间隙感染。

466. 颊间隙感染如何治疗?

全身应用抗生素以控制感染，局部处理感染病灶牙。脓肿形成后，应按脓肿部位决定由口内或从面部作切开引流。口内切口应在脓肿低位，即口腔前庭、下颌龈颊沟之上切开。颊部皮下脓肿可在脓肿浅表皮肤沿皮肤皱褶线切开。广泛颊间隙感染则应该从下颌骨下缘以下 1 ～ 2 厘米处做平行于下颌骨下缘的切口，从切开的皮下向上潜行钝分离进入颊部脓腔。切开引流时应注意避免损伤面神经的下颌缘支及面动脉、面静脉等。

467. 颞间隙感染有哪些临床表现?

颞间隙感染的临床表现取决于感染是否累及相邻间隙。肿胀可能局限于颞部，也可能广泛涉及腮腺咬肌区、颊部、眶部、颧部等。病变区表现为凹陷性水肿，伴有压痛、咀嚼痛和不同程度的张口受限。脓肿形成后，颞浅间隙脓肿可触及波动感，而颞深间隙脓肿则需穿刺抽脓以明确诊断。

468. 颞间隙感染如何治疗?

治疗颞间隙感染的方法包括切开引流和药物治疗。对于继发于相邻间隙感染的颞间隙蜂窝织炎，切开引流相邻间隙脓肿后，颞间隙的炎症可能随之消退。然而，对于已形成脓肿的颞间隙感染，需要切开引流，并根据脓肿的深浅和脓腔的大小采用不同的切口方式。如果并发骨髓炎，还需进行死骨及病灶清除术，以防止颅内感染的发生。在整个治疗过程中，适当的抗生素治疗也是必要的。

469. 颞下间隙感染有哪些临床表现?

颞下间隙感染的临床表现不明显，因为其位置深在且隐蔽。仔细检查可发现颧弓上、下及下颌支后方微肿，并伴有深压痛和不同程度的张口受限。若感染累及翼状内外肌，可能出现张口困难和疼痛加剧。感染严重时，可出现全身症状，如高热、寒战、白细胞增高等。

470. 颞下间隙感染如何治疗?

治疗颞下间隙感染时，应首先应用大剂量抗生素以控制感染。若症状未缓解，应及时通过穿刺确认是否有脓肿形成，一旦确认有脓，应立即切开引流。切开引流可通过口内（如上颌结节外侧前庭黏膜转折处）或口外（如下颌角下方）途径进行，确保脓液完全排出。

471. 咬肌间隙感染有哪些临床表现?

咬肌间隙感染的主要临床表现为以下颌支及下颌角为中心的咬肌区肿胀、变硬，伴有明显压痛和张口受限。由于咬肌肥厚坚实，脓肿难以自行溃破，触诊时亦不易触及波动感。若炎症持续一周以上且未得到及时控制，可能出现凹陷性水肿，此时需通过穿刺确认是否有脓肿形成。

472. 咬肌间隙感染如何治疗?

治疗咬肌间隙感染时，除全身应用抗生素外，还应根据脓肿形成情况决定是否进行切开引流。若脓肿已成熟，应及时行切开引流术，切口一般选择在下颌角区，以充分暴露并引流脓液。

473. 翼下颌间隙感染有哪些临床表现?

翼下颌间隙感染的临床表现初起时可能仅有牙痛史，随后出现张口受限、咀嚼疼痛和吞咽困难。检查时可见翼下颌皱襞处黏膜水肿，下颌支后缘稍内侧有轻度肿胀和深压痛。由于位置深在，脓肿不易直接触及，常需通过穿刺确认。

474. 翼下颌间隙感染如何治疗?

治疗翼下颌间隙感染时,初期应全身应用足量抗生素以控制炎症扩散。若脓肿形成,应及时行切开引流术。切开引流可通过口内(翼下颌皱襞内侧)或口外途径进行，确保脓液充分排出，并用盐水或过氧化氢溶液冲洗脓腔。

475. 舌下间隙感染有哪些临床表现?

舌下间隙感染的临床表现包括舌下区肿胀、疼痛，以及不同程度的呼吸困难和进食呛咳。感染严重时，舌体可被抬高，舌尖被推至上下前牙之间，出现“开殆”状。同时，口底黏膜可出现水肿和瘀斑，病情进展迅速时可能危及生命。

476. 舌下间隙感染如何治疗?

治疗舌下间隙感染时，应首先确保呼吸道通畅，必要时行气管切开术。同时，全身应用大剂量抗生素以控制感染。脓肿形成后，应及时行切开引流术，切口一般选择在下颌下缘，确保脓液充分排出。术后应加强口腔卫生和全身支持治疗。

477. 咽旁间隙感染有哪些临床表现?

咽旁间隙感染的临床表现包括咽侧壁红肿、疼痛，以及不同程度的张口受限和吞咽困难。感染严重时可出现高热、寒战等全身症状，并可能并发纵隔脓肿等严重并发症。由于间隙内血管丰富，感染易扩散，需及时诊断和治疗。

478. 咽旁间隙感染如何治疗?

治疗咽旁间隙感染时，应首先通过穿刺确认脓肿形成，并全身应用大剂量抗生素以控制感染。脓肿形成后，应及时行切开引流术，引流途径可选择口内或口外途径，根据具体情况而定。术后需保持引流通畅，并继续应用抗生素直至感染完全控制。

479. 下颌下间隙感染有哪些临床表现?

下颌下间隙感染的临床表现包括下颌下区肿胀、疼痛，以及不同程度的张口受限和吞咽困难。检查时可见下颌下淋巴结肿大、压痛。感染严重时，可形成脓肿并破溃形成瘘管。全身症状可能包括发热、寒战等。

480. 下颌下间隙感染如何治疗?

治疗下颌下间隙感染时，若脓肿已形成，应及时行切开引流术。切口一般选择在下颌骨体部下缘下方 2 厘米处，平行于下颌骨下缘。切开皮肤、颈阔肌后，钝性分离进入脓腔，并放置引流条以确保脓液充分排出。同时，全身应用抗生素以控制感染。

481. 颏下间隙感染有哪些临床表现?

颏下间隙感染的临床表现初期可能仅为颏下淋巴结肿大、压痛，随后出现局部肿胀、皮肤充血发红。感染严重时，可形成脓肿并伴有波动感。全身症状一般不明显，但若感染未得到及时控制，可能向周围间隙扩散。

482. 颏下间隙感染如何治疗?

治疗颏下间隙感染时，若脓肿已形成，应在颏下肿胀最突出处做横行皮肤切口，切开颈阔肌进入颏下间隙建立引流。同时，全身应用抗生素以控制感染。术后需保持引流通畅，并定期更换敷料直至感染完全控制。

四、口底多间隙感染

483. 什么是口底多间隙感染?

口底多间隙感染，又称为口底蜂窝织炎，是一种涉及下颌骨与舌及舌骨之间多组肌群及其间疏松结缔组织和淋巴结的严重感染。它曾是颌面部被认为最严重且治疗最困难的感染之一，但近年来随着诊治水平的提高和有效抗菌药物的使用，本病已变得极其罕见。

484. 口底多间隙感染的病因是什么?

口底多间隙感染的病因可以是下颌牙的根尖周炎、牙周脓肿、骨膜下脓肿、冠周炎、颌骨骨髓炎的感染扩散，或下颌下腺炎、淋巴结炎、急性扁桃体炎，以及口底软组织和颌骨的损伤等。这些感染源可以导致化脓性口底蜂窝织炎，主要由葡萄球菌、链球菌引起；或者腐败坏死性口底蜂窝织炎，主要由厌氧菌和腐败坏死性细菌引起的混合性感染。

485. 口底多间隙感染有哪些临床表现?

（1）化脓性病原菌引起的感染，初期肿胀多在一侧下颌下间隙或舌下间隙，后可能扩散至整个口底间隙，导致双侧下颌下、舌下口底及颏部弥漫性肿胀。

（2）腐败坏死性病原菌引起的感染，表现为软组织的广泛性水肿，范围可上及面颊部，下至颈部锁骨水平，严重者甚至可到胸上部。皮肤表面略粗糙而红肿坚硬，有压痛和凹陷性水肿。

（3）病情发展过程中，口底黏膜出现水肿，舌体被挤压抬高，导致言语不清、吞咽困难。如肿胀向舌根发展，则可出现呼吸困难，甚至窒息。个别患者的感染可向纵隔扩散，表现出纵隔炎或纵隔脓肿的相应症状。

486. 口底多间隙感染如何诊断?

（1）了解患者临床表现和病史：患者是否有下颌牙感染、口底软组织损伤等病史，以及出现的肿胀、疼痛、呼吸困难等症状。

（2）体格检查：观察口底、颈部等部位的肿胀情况，检查皮肤颜色、温度、压痛等体征。

（3）影像学检查：如胸部 X 线或 CT 检查，以发现纵隔内局限性阴影或纵隔增宽等异常表现。

487. 口底多间隙感染如何治疗?

在治疗口底多间隙感染时，需采取综合措施。首先，根据细菌培养及药物敏感试验结果，选用合适的抗生素如泰能或头孢曲松（菌必治），并联合替硝唑进行治疗；同时实施全身支持疗法，包括输液、输血，必要时给予吸氧、维持水及电解质平衡及提供高热量营养。对于肿胀严重或伴有呼吸困难的患者，应及时进行切开引流术以排出坏死组织和脓液。针对复杂或严重的病例，需口腔颌面外科、胸外科、内科、麻醉科等多学科联合制订治疗方案，以确保全面有效的治疗。

 488. 口底多间隙感染如何预防？

预防口底多间隙感染需要从多方面综合入手，包括保持口腔卫生，定期进行口腔检查，及时治疗龋齿、牙周病等潜在病灶，以防止感染源的形成。加强日常口腔卫生习惯，如早晚刷牙、使用牙线清洁牙缝，减少细菌滋生。对于智齿冠周炎、根尖周炎等口腔感染，应及时就医，避免感染扩散至深部组织。在进行口腔治疗或手术时，选择正规医疗机构，避免不当操作导致的黏膜损伤。注重提升个人免疫力，通过健康饮食、规律作息和适量运动来增强身体抵抗力。在生活中注意避免口腔外伤，尤其是高危人群如儿童和老年人。合理使用抗生素，避免滥用导致菌群失衡。同时，加强口腔健康教育和宣传，提高公众对口腔疾病预防的认识和重视程度，形成全民参与、共同预防的良好氛围。

通过这些综合预防措施的实施，可以有效降低口底多间隙感染的风险。

五、化脓性颌骨骨髓炎

 489. 什么是化脓性颌骨骨髓炎？

化脓性颌骨骨髓炎是由细菌感染引起的颌骨骨髓、骨皮质及骨膜的炎症性疾病。该疾病可累及颌骨内的血管和神经，导致严重的局部和全身症状。

490. 化脓性颌骨骨髓炎的病因是什么？

化脓性颌骨骨髓炎的主要病因是细菌感染，常见的致病菌包括金黄色葡萄球菌、溶血性链球菌、肺炎双球菌、大肠埃希菌和变形杆菌等。感染途径主要包括牙源性感染（如急性根尖周炎、牙周脓肿、智牙冠周炎等）、损伤性感染（如开放性颌骨骨折、火器伤等使细菌直接侵入骨内）和血源性感染（多见于儿童，感染经血行扩散至颌骨）。

491. 化脓性颌骨骨髓炎有哪些临床表现？

化脓性颌骨骨髓炎的临床发展过程可分为急性期和慢性期两个阶段。

（1）急性期的特点：全身发热、寒战、疲倦无力、食欲缺乏，白细胞总数增高，中性多核粒细胞增多；局部有剧烈跳痛、口腔黏膜及面颊部软组织肿胀、充血，可继发颌周急性蜂窝织炎；病原牙可有明显叩痛及伸长感。

（2）慢性期的特点：全身症状轻，体温正常或仅有低热；全身消瘦、贫血、机体呈慢性中毒消耗症状；病情发展缓慢，局部肿胀，皮肤微红；口腔内或面颊部可出现多数瘘孔溢脓，肿胀区牙松动。

492. 化脓性颌骨骨髓炎如何诊断?

诊断化脓性颌骨骨髓炎通常需结合患者的病史、临床表现、实验室检查和影像学检查。病史包括患者的感染史、外伤史等。临床表现包括颌骨疼痛、溢脓、瘘孔形成等。实验室检查如血常规检查可提示细菌感染。影像学检查如 X 线、CT 等可显示颌骨骨质破坏和死骨形成。必要时可进行脓液细菌培养以明确致病菌。

493. 化脓性颌骨骨髓炎如何治疗?

化脓性颌骨骨髓炎的治疗主要包括药物治疗和手术治疗。药物治疗以抗生素为主，需根据细菌培养和药敏试验结果选择合适的抗生素。手术治疗包括切开引流、病灶清除和死骨摘除等，以去除感染源和坏死组织，促进愈合。同时，还需注意全身支持治疗，如补充营养、纠正水和电解质紊乱等。

六、放射性骨坏死

494. 什么是放射性骨坏死?

放射性骨坏死是由于放射线照射引起的骨组织坏死。在头颈部肿瘤放射治疗中，放射线对肿瘤组织及周围正常组织均有损伤作用，当放射剂量过大或放射野设计不当时，可引起骨组织坏死。

495. 放射性骨坏死的病因是什么?

放射性骨坏死的病因主要是放射线对骨组织的直接损伤作用。放射线可使骨组织内的血管内膜肿胀、管腔狭窄甚至闭塞，导致骨组织缺血坏死。此外，放射线还可引起骨细胞代谢紊乱和细胞死亡，进一步加重骨坏死。

496. 放射性骨坏死有哪些临床表现?

放射性骨坏死的临床表现包括局部疼痛、肿胀、皮肤破溃和瘘孔形成等。病变区骨质可发生坏死并暴露于口腔或皮肤表面，形成经久不愈的溃疡或瘘孔。患者常有放射性治疗的病史。放射性颌骨骨坏死病程长，患者呈慢性消耗性衰竭，常表现为消瘦及贫血。

497. 放射性骨坏死如何诊断?

诊断放射性骨坏死需结合患者的病史、临床表现和影像学检查。患者有放射线治疗史。临床表现包括局部疼痛、肿胀、皮肤破溃等。影像学检查如 X 线、CT 等可显示骨组织坏死和骨质破坏的情况。

498. 放射性骨坏死如何治疗?

治疗放射性骨坏死的方法包括药物治疗、手术治疗和高压氧治疗等。药物治疗以抗生素和改善局部血液循环的药物为主。手术治疗包括病灶清除术和植骨术等，以去除坏死骨组织并促进骨组织再生。高压氧治疗可通过增加局部组织氧供来改善缺血缺氧状态，促进骨组织修复。具体治疗方法需根据患者病情和全身状况综合考虑确定。

七、面部淋巴结炎

499. 什么是面部淋巴结炎?

面部淋巴结炎是指面颈部淋巴结因感染、炎症等原因出现的肿大、疼痛等症状的疾病。淋巴结作为免疫系统的一部分，负责过滤淋巴液中的病原体和异物，当面部或颈部发生感染时，附近的淋巴结可能受累，出现炎症反应。

500. 面部淋巴结炎的病因是什么?

（1）感染：由细菌、病毒等微生物引起的面部或颈部皮肤、黏膜感染，导致局部炎症反应，累及淋巴结。

（2）口腔炎症：如牙龈炎、牙周炎等口腔内感染，可能引发面部淋巴结炎。

（3）邻近组织炎症：如扁桃体炎、咽喉炎、中耳炎等上呼吸道感染或耳部感染，也可能导致面部淋巴结受累。

501. 面部淋巴结炎有哪些临床表现？

面部淋巴结炎的临床表现包括淋巴结肿大、疼痛、压痛，局部皮肤可能出现红肿、发热，部分患者还伴有发热、乏力等全身症状。

502. 面部淋巴结炎如何诊断？

面部淋巴结炎的诊断依据患者的病史、临床表现及体格检查，必要时进行血常规、超声或 CT 等辅助检查，以明确淋巴结的大小、形态及是否存在感染。

503. 面部淋巴结炎如何治疗？

治疗面部淋巴结炎的方法包括抗感染治疗（使用抗生素或抗病毒药物）、对症治疗（如解热镇痛）、局部治疗（如热敷、理疗）以及手术治疗（如脓肿切开引流）。

八、面部疖痈

504. 什么是面部疖痈？

面部疖痈是皮肤及皮下组织的急性化脓性炎症，疖为单个毛囊及其周围组织的感染，痈则为多个相邻毛囊及其周围组织的联合感染。痈好发于唇部（唇痈），上唇多于下唇，男性多于女性。

505. 面部疖痈的病因是什么？

面部疖痈的主要病因是细菌感染，特别是金黄色葡萄球菌，面部皮肤是人体毛囊及皮脂腺、汗腺最丰富的部位之一，且由于暴露而接触外界机会多，易致损伤，感染常由皮肤破损、卫生习惯不良或机体免疫力下降等因素引发。

506. 面部疖痈有哪些临床表现？

（1）疖早期表现为一个红肿、痛的硬结，以后逐渐增大呈锥形隆起，顶部出现黄白色小脓栓。炎症扩大使局部症状加剧，最后脓栓液化破溃，脓液排出，疼痛消失，破溃区迅速愈合。一般无全身症状，若疖受到挤压和烧灼等刺激，感染扩散成蜂窝织炎时，即可出现全身症状，如高热、寒战、头痛及白细胞总数增高等。

（2）痈的感染面积和深度、炎性浸润和组织坏死都比疖广泛，因此，早期隆起的炎症范围和组织的张力都较大。开始只出现一个脓栓，周围皮肤呈紫红色，再外层为鲜红色，皮肤表面发热，此时有剧烈胀痛。炎症肿胀范围越大，表面的黄白色脓栓也越多，血性脓液逐渐由坏死的脓头处流出。脓头之间的皮肤常坏死，最后痈的中心区坏死脱落。唇部因血液循环丰富，唇痈较少出现大块组织坏死。痈常伴有局部淋巴结肿大、压痛，全身症状也较明显，常合并严重的并发症。

507. 面部疖痈如何治疗?

颜面部疖痈治疗应局部与全身治疗相结合。局部采用保守疗法，切忌挤压、挑刺、热敷、烧灼、切开引流等方法。通常采用高渗盐水或含抗生素的纱布湿敷疖痈顶部，有利于脓头破溃引流，而无刺激局部炎症恶化的作用。全身应用大剂量有效的抗生素，及时做脓培养、药物敏感试验来调整药物，还可配合中药内服，如紫雪丹、牛黄丸或荆防败毒散等。全身支持疗法如卧床休息、镇静镇痛、流质饮食、输液输血等。若有严重中毒性休克，可采用人工冬眠疗法，有全身其他并发症者，则配合内科积极治疗。

508. 面部疖痈如何预防?

注意面部卫生，防止外伤及感染。具体预防方法如下。

（1）注意面部卫生，勤洗脸，每日洗脸频率达 2 次及以上。

（2）避免不当使用剃须刀，避免面部被刃端划伤。

（3）保护面部划痕或外伤处，防止感染。

（4）积极控制血糖，到医院进行糖尿病治疗。

（5）积极治疗消耗性疾病及脏器衰竭。

第五节 口腔颌面部创伤

一、概论

509. 什么是口腔颌面部创伤?

口腔颌面部创伤是指发生在口腔、颌骨及面部区域的各种物理性损伤，包括但不限于由工伤、运动损伤、交通事故、生活中的意外伤害以及战争中的火器伤等引起的损伤。

510. 口腔颌面部有什么解剖特点?

口腔颌面部血液循环丰富，为组织再生和抗感染提供了有利条件；包含牙齿、口腔、鼻腔、鼻窦等器官，对言语、咀嚼、吞咽、呼吸等生理功能至关重要；结构复杂，颌面部骨骼、肌肉、神经、血管等结构紧凑且复杂；紧邻重要器官，上接颅脑，下连颈部，损伤时可能波及这些重要器官，引发严重并发症。

511. 口腔颌面部创伤有哪些特点?

（1）易出血和水肿，可能影响呼吸道通畅。

（2）感染风险高，由于口腔、鼻腔、鼻窦内存在大量细菌。

（3）损伤可能影响咀嚼、言语、吞咽、呼吸等生理功能。

（4）可能并发颅脑损伤、颈椎损伤等严重并发症。

（5）急救处理关键在于保持呼吸道通畅。

二、口腔颌面部软组织创伤

512. 什么是口腔颌面部软组织创伤?

口腔颌面部软组织创伤是指发生在口腔及面部区域的软组织损伤，这些软组织包括但不限于皮肤、黏膜、肌肉、血管、神经等。口腔颌面部软组织伤可以单独发生，也可以与颌骨骨折同时发生。据统计，单纯颌面部软组织损伤的发生率占颌面部损伤的 65% 左右。

513. 口腔颌面部软组织创伤的病因是什么?

口腔颌面部软组织创伤的病因多种多样，主要包括机械性外力作用，如跌倒、撞击、锐器切割、火器伤等；其次是意外事故，如交通事故、工伤、运动损伤等；此外，咬伤（如动物咬伤、人咬伤）也是常见的病因之一。

514. 口腔颌面部软组织创伤如何治疗?

（1）舌损伤：缝合伤口尽量保持舌的长度，按前后方向缝合；舌缘组织与邻近牙龈、口底黏膜均有创面时，应分别缝合；若不能同期关闭所有创面，应先缝合舌创面。缝合时尽量选用较粗的丝线，进针点距创缘要大，深度要深，打三叠结，采用褥式加间断缝合。

（2）颊部贯通伤：治疗原则是尽量关闭伤口和消灭创面。无缺损或缺损较少时分别缝合口腔黏膜、肌肉、皮肤；口腔黏膜缺损少而皮肤缺损大时，应严密缝合口腔黏膜，皮肤缺损用皮瓣转移或游离植皮修复，或作定向拉拢缝合；较大的面颊部洞穿缺损，可将黏膜与皮肤相对缝合，消灭创面，后期再修复，若条件允许，清创后可考虑用带蒂皮瓣、吻合血管游离皮瓣、植皮术等修复。

（3）腭损伤：软组织撕裂作黏骨膜缝合；软腭贯通伤分别缝合鼻腔侧黏膜、肌肉、口腔黏膜；硬腭贯通伤可在邻近转移黏骨膜瓣，封闭瘘口和缺损，或在缺损两侧作松弛切口，拉拢缝合；若创面过大，可作暂时腭护板，使口鼻腔隔离，后期手术修复。

（4）唇、舌、耳、鼻及眼睑断裂伤：伤后时间不超过6小时，离体组织完整，应尽量缝回原处，若修复失败，可在瘢痕软化后采用其他技术修复。

（5）腮腺及腮腺导管损伤：单纯腮腺腺体损伤可以缝扎暴露的腺体，分层缝合伤口，加压包扎，预防涎瘘。对于腮腺导管损伤，若清创中发现导管断裂，应做导管断端吻合，若清创术中未发现或未吻合，可考虑后期处理。

（6）面神经损伤：对于断裂的面神经主要分支尽量早期进行显微吻合。

515. 不同部位口腔颌面软组织创伤处理有何不同?

（1）唇部创伤：唇部血供丰富，组织疏松，受伤后易肿胀。处理时需彻底清创，注意检查有无贯通伤，并考虑美容缝合。

（2）面部皮肤创伤：处理时需注意保护重要的神经和血管，彻底清创后根据伤口情况进行缝合或皮瓣修复。

（3）口腔黏膜创伤：由于口腔黏膜愈合能力较强，一般只需简单清创即可。对于较大的创口，可考虑缝合以促进愈合。

（4）腮腺及导管区创伤：处理时需特别注意保护腮腺及其导管，避免损伤导致涎瘘。

（5）颞下颌关节区创伤：此类创伤可能伴有骨折或脱位，需进行影像学检查以明确诊断，并根据情况选择保守治疗或手术治疗。

（6）眼部周围创伤：由于眼部结构复杂且敏感，处理时需特别小心，避免损伤眼球及视神经。清创后需密切观察视力变化。

（7）耳部及周围创伤：处理时需注意保护外耳道和鼓膜，避免感染。对于软骨损伤，应进行精确复位和固定。

三、牙槽突骨折

516. 什么是牙槽突骨折?

牙槽突骨折是指发生在上颌或下颌前牙区的牙槽骨的骨折。这种骨折通常由外力直接打击或碰撞引起，常伴有牙齿的松动、移位或脱落。牙槽突骨折可单独发生，也可与颌面部其他部位的骨折同时发生。

517. 牙槽突骨折有哪些临床表现?

（1）牙齿移位：受伤区域的牙齿可能出现松动、移位或嵌入牙槽窝内。

（2）咬合关系紊乱：由于牙齿的移位，咬合关系可能发生变化，出现早接触或开𬌗等情况。

（3）局部肿胀和疼痛：骨折区域可能出现肿胀、疼痛，尤其在咬合时疼痛加剧。

（4）出血和瘀斑：受伤部位可能出现牙龈出血，周围组织出现瘀斑。

（5）功能障碍：由于疼痛和咬合关系紊乱，患者可能出现张口受限、咀嚼困难等功能障碍。

518. 牙槽突骨折如何治疗?

（1）手法复位和固定：对于新鲜、无移位的牙槽突骨折，一般无须特殊治疗，仅需观察。对于有移位的骨折，应尽早进行手法复位，将移位的牙槽骨块及牙齿复位到正常位置，并用牙弓夹板或正畸托槽进行固定，以维持复位后的位置。

（2）药物治疗：给予适当的抗生素以预防感染。疼痛严重者，可给予镇痛药缓解症状。

（3）观察与随访：定期复查，观察骨折愈合情况。根据骨折愈合情况调整固定装置，直至骨折完全愈合。

（4）并发症处理：如出现牙齿损伤，需根据损伤程度进行相应的牙髓治疗或拔牙。对于伴有软组织损伤者，需进行清创缝合等处理。

（5）功能恢复：在固定期间，指导患者进行适当的张口练习和咀嚼功能训练，以促进功能恢复。

四、颌骨骨折

519. 什么是颌骨骨折?

颌骨骨折是指颌骨在外力作用下发生的骨折，包括上颌骨和下颌骨的骨折。这些骨折可以影响颌面部的形态和功能，严重时可能导致面部畸形、张口受限和咬合紊乱等问题。

520. 颌骨骨折的病因是什么?

（1）外力直接打击：如斗殴、跌落、运动伤害等。

（2）交通事故：是颌骨骨折的主要原因之一，尤其是随着汽车和交通事业的发展，交通事故导致的颌骨骨折比例逐渐上升。

（3）工伤事故：在工厂、建筑工地等工作场所因操作不当或意外导致的颌面部损伤。

（4）医源性损伤：在进行口腔治疗或其他手术过程中，因操作不当导致的颌骨骨折。

521. 颌骨骨折的好发部位有哪些?

下颌骨骨折好发于正中联合部、颏孔区、下颌角及髁突颈部。上颌骨与鼻骨、颧骨及其他颅面骨相连，骨折线易发生于骨缝和薄弱的骨壁处。

522. 上颌骨骨折有哪些临床表现?

（1）骨折移位：上颌骨发生骨折后，骨折段可能因外力作用发生移位，导致面部畸形和咬合错乱。

（2）张口受限：由于上颌骨骨折可能累及颧骨、翼状突等结构，导致张口受限。

（3）出血和肿胀：骨折后常伴有局部出血和软组织肿胀。

（4）感觉异常：如眶下神经受损，可能出现下眼睑及眶下区麻木。

（5）复视：若骨折累及眶底或眶外侧壁，可能导致眼球运动受限，出现复视。

523. 下颌骨骨折有哪些临床表现?

（1）骨折段移位：下颌骨骨折后，骨折段可因咀嚼肌的牵拉而发生移位，导致咬合错乱和面部畸形。

（2）疼痛与肿胀：骨折部位常伴有明显疼痛和肿胀。

（3）张口受限：由于疼痛和骨折移位，患者张口受限，影响进食和语言功能。

（4）下唇麻木：若骨折损伤下牙槽神经，可能导致下唇麻木。

（5）出血：骨折部位可能伴有牙龈撕裂出血。

524. 颌骨骨折如何诊断?

根据患者外伤史，了解受伤过程。检查患者颌面部情况，通过视诊和触诊检查骨折部位，观察有无张口受限、咬合错乱、面部畸形等情况。

525. 颌骨骨折如何治疗?

（1）以闭合性复位（包括手法复位和牵引复位）、颌间固定和外固定为主要特征的闭合性治疗主要适用于没有明显移位的骨折、特殊人群如无法耐受开放性手术治疗的患者、儿童等。特殊部位的骨折如下颌骨髁突骨折和喙突骨折、牙槽突骨折，也可根据具体情况行闭合性治疗。

（2）对于已经有明显移位或已经出现相关症状的骨折一般均建议进行手术治疗，以达到恢复颌面部外形及功能的目的。

五、颧骨及颧弓骨折

526. 什么是颧骨颧弓骨折？

颧骨和颧弓是面侧部比较突出的部分，易受撞击而发生骨折。颧骨与上颌骨、额骨、蝶骨和颞骨相连接，其中与上颌骨的连接面最大。颧骨骨折常与上述结构脱离，并常与上颌骨同时骨折。颧骨的颞突与颞骨的颧突连接构成颧弓，较细窄，可单独发生颧弓骨折也可以与颧骨同时骨折。

527. 颧骨颧弓骨折有哪些临床表现？

（1）面部畸形：颧面部塌陷（颧骨低平），因骨折块内陷移位所致；如果同时有上颌骨骨折，则畸形更为明显。

（2）张口受限：由于骨折块发生内陷移位，可能压迫颞肌或咬肌，阻碍下颌骨的喙突运动，导致张口困难。

（3）复视：颧骨骨折如果累及眶下缘，可能因眼球移位、外展肌渗血和局部水肿及撕裂的眼下斜肌嵌入骨折线中，限制眼球运动而产生复视。

（4）神经症状：如果面神经损伤，可能导致眶下区麻木；若损伤动眼神经，可能导致复视。

（5）瘀斑：颧面部肿胀明显，并可伴有瘀斑。

528. 颧骨颧弓骨折如何诊断？

（1）病史和临床表现：详细了解患者的外伤史和具体的临床表现。

（2）体格检查：检查面部畸形、张口受限、复视等情况，触摸骨折部位有无台阶感或凹陷。

（3）影像学检查：常规拍摄鼻颏位和颧弓位 X 线片，可显示颧骨和颧弓的骨折情况。对于复杂骨折或需要明确骨折细节时，CT 检查能提供更为准确的信息。

529. 颧骨颧弓骨折如何治疗?

（1）保守治疗：对于无移位或轻度移位的骨折，可采用保守治疗，如局部冷敷、加压包扎等，以促进血肿吸收和减轻肿胀。

（2）手术治疗：对于移位明显的骨折，需要采用手术切开复位，并使用微型或小型接骨板进行坚强内固定。手术入路常选择局部小切口或冠状切口，以保证骨折块的精确复位和稳定固定。如果骨折区域存在骨质缺损，可能需要进行自体骨或异体骨植骨，以促进骨折愈合。

（3）功能锻炼：术后早期进行张口训练等功能锻炼，有助于恢复下颌骨的运动功能。

（4）药物治疗：术后给予抗生素预防感染，适当使用镇痛药和消肿药，以促进伤口愈合和减轻患者痛苦。

第六节　口腔颌面部恶性肿瘤

一、口腔颌面部鳞状细胞癌

530. 什么是口腔颌面部鳞状细胞癌?

口腔颌面部鳞状细胞癌是指发生在口腔和颌面部的恶性肿瘤，主要由鳞状上皮细胞恶变而来。它是口腔颌面部最常见的恶性肿瘤之一，具有高度侵袭性和转移性，对患者的生命健康构成严重威胁。部位以舌、颊、口底、牙龈、腭等多见，临床上可表现为溃疡型、外生型及浸润型 3 种。恶性肿瘤生长过程中，癌细胞可逐渐侵入其遇到的淋巴管和血管中，导致区域性淋巴结转移和远隔器官转移，颈部淋巴结的转移是口腔鳞癌主要的转移方式，它对预后有着重要的影响。

531. 口腔颌面部鳞状细胞癌在人群中发病情况如何?

口腔癌在男性中发病率较高，约为女性的 2 倍。好发于中老年人，尤其是 50 岁以上的年龄段。不同国家和地区的发病率存在差异，通常与当地的生活习惯、环境因素和遗传因素等有关。

532. 口腔颌面部鳞状细胞癌的病因是什么?

（1）物理因素：长期受到紫外线、X射线等辐射刺激。

（2）化学因素：长期接触煤焦油、沥青、石蜡等有害物质。

（3）生物因素：某些病毒感染，如人类乳头瘤病毒（HPV）与部分口腔癌的发生有关。

（4）营养因素：缺乏维生素A、维生素C等营养物质可能导致口腔黏膜上皮抵抗力降低，增加癌变风险。

（5）不良生活习惯：吸烟、饮酒、咀嚼槟榔等习惯可显著增加口腔癌的发病率。

（6）遗传因素：部分口腔癌患者存在家族聚集现象，提示遗传因素可能参与其中。

533. 口腔颌面部鳞状细胞癌的好发部位有哪些?

（1）舌：舌癌在口腔癌中较为常见，尤其是舌侧缘和舌尖部。

（2）颊黏膜：颊黏膜也是口腔癌的好发部位之一，常表现为颊黏膜白斑、红斑或溃疡等症状。

（3）牙龈：牙龈癌可发生于上颌或下颌牙龈，早期常无明显症状，易被忽视。

（4）硬腭：硬腭癌相对较少见，但一旦发生恶性程度较高。

（5）口底：口底癌可侵犯舌系带、颌下腺导管及周围组织，导致严重的功能障碍和疼痛。

534. 舌癌有哪些临床表现?

舌癌多发生于舌缘，其次为舌尖、舌背。常为溃疡型或浸润型。一般恶性程度较高，生长快，浸润性较强，常波及舌肌，致舌运动受限。有时说话、进食及吞咽均发生困难。晚期舌癌可蔓延至口底肌肉及下颌骨，使全舌固定；向后发展可以侵犯腭舌弓及扁桃体。如有继发感染或侵犯舌根常发生剧烈疼痛，疼痛可反射至耳颞部及整个同侧的头面部。

535. 颊癌有哪些临床表现?

颊黏膜癌常发生于磨牙区附近，呈溃疡型或外生型，生长较快，向深层浸润。穿过颊肌及皮肤，可发生溃破，亦可蔓延至上、下颌牙龈及颌骨。如向后发展可波及软腭及翼下颌韧带，引起张口困难。

536. 牙龈癌有哪些临床表现？

下颌牙龈癌较上颌牙龈癌为多见，男性多于女性。牙龈癌多为分化度较高的鳞状细胞癌，生长较慢，以溃疡型为最多见。早期向牙槽突及颌骨浸润，使骨质破坏，引起牙松动和疼痛。上颌牙龈癌可侵入上颌窦及腭部；下颌牙龈癌可侵及口底及颊部，如向后发展到磨牙后区及咽部时，可引起张口困难。

537. 腭癌有哪些临床表现？

发生于硬腭的鳞癌，细胞多高度分化，发展一般比较缓慢，常侵犯腭部骨质，引起腭穿孔。向上蔓延可至鼻腔及上颌窦，向两侧发展可侵蚀牙龈。硬腭癌的转移主要是向颈深上淋巴结，有时双侧颈淋巴结均可累及。

538. 口底癌有哪些临床表现？

早期常发生于舌系带的一侧或中线两侧，多为中度分化的鳞状细胞癌。生长于口底前部者，其恶性程度较后部为低。早期鳞癌常为溃疡型，以后向深层织浸润，发生疼痛、口涎增多、舌运动受限，并有吞咽困难及语言障碍。口底癌可向周围邻近组织蔓延，侵犯到舌体、咽前柱、牙龈、下颌骨、舌下腺、下颌下腺导管及下颌下腺，或穿过肌层进入颏下及下颌下区。口底癌常早期发生淋巴结转移，转移率仅次于舌癌，一般转移至颏下、下颌下及颈深淋巴结，但大都先有下颌下区转移，以后转移到颈深淋巴结，并常发生双侧颈淋巴结转移。

539. 口腔颌面部鳞状细胞癌如何治疗？

治疗口腔颌面部鳞状细胞癌的方法需根据肿瘤的分期、患者的身体状况等因素综合制订。主要治疗方法如下。

（1）手术切除：尤其是针对早期肿瘤，需要切除部分或全部病变组织，并进行淋巴结清扫。

（2）放射治疗：利用高能射线杀死或抑制癌细胞生长。

（3）化学治疗：使用抗癌药物杀死癌细胞或阻止其生长；这些药物

可以通过口服、静脉注射等方式给予。化学治疗可以作为辅助治疗手段，用于术前缩小肿瘤或术后消灭残余癌细胞。

（4）靶向治疗：针对特定癌细胞分子进行治疗。

（5）免疫治疗：通过激活患者自身的免疫系统来攻击癌细胞。

这些方法可以单独使用，也可以联合应用以提高治疗效果。

540. 口腔颌面部鳞状细胞癌如何预防？

预防口腔颌面部鳞状细胞癌的发生，可以从以下几个方面入手。

（1）戒烟限酒，因为吸烟和饮酒是口腔癌的主要危险因素之一。

（2）保持口腔卫生，定期刷牙、使用牙线、漱口等，减少口腔细菌滋生和慢性炎症的发生。

（3）均衡饮食，摄入足够的维生素、矿物质等营养物质，增强口腔黏膜的抵抗力。

（4）避免长期刺激口腔黏膜，如避免长期咀嚼槟榔、吃过烫或过硬的食物等。

（5）定期进行口腔检查，及时发现并治疗口腔疾病，防止其恶变。

（6）提高健康意识，了解口腔癌的相关知识，增强自我保健能力。

二、口腔颌面部软组织肉瘤

541. 什么是口腔颌面部软组织肉瘤？

口腔颌面部软组织肉瘤是起源于口腔颌面部软组织中的一类恶性肿瘤，包括多种类型如纤维肉瘤、横纹肌肉瘤等，具有局部侵袭和远处转移的特性。

542. 口腔颌面部软组织肉瘤有哪些临床表现？

临床上，肉瘤的共同表现为发病年龄较癌为轻，病程发展较快。多呈现为实质性（或有分叶）肿块，表皮或黏膜血管扩张充血，晚期始出现溃疡或有溢液、出血。肿瘤浸润正常组织后可引起相应一系列功能障碍症状，诸如呼吸不畅、张口受限及牙关紧闭等。一般较少淋巴结转移，但常发生血液循环转移。除个别情况，例如有艾滋病（AIDS）病史而诊断为卡波西肉瘤外，大多须病理活检后方能明确其病理类型。晚期肿瘤可呈巨大肿块，全身多见恶病质。

543. 口腔颌面部软组织肉瘤如何诊断？

诊断口腔颌面部软组织肉瘤需综合病史、临床表现、影像学检查和病理学检查。病理学检查是确诊的金标准，而影像学检查有助于评估肿瘤的大小、范围及与周围组织的关系。

544. 口腔颌面部软组织肉瘤如何治疗？

绝大多数软组织肉瘤的基本治疗方法为局部根治性广泛性切除，即以手术治疗为主。对于局部复发率较高的肉瘤，术后可辅以放射治疗及化学治疗，如横纹肌肉瘤、血管肉瘤、神经源性肉瘤、滑膜肉瘤、恶性纤维组织细胞瘤等。这里还要特别强调综合治疗的作用，如横纹肌肉瘤，以前仅采用手术疗法，其疗效很差，约 90% 的病例死于肿瘤。近年来采用手术结合放疗及化疗后，疗效显著提高，平均 5 年生存率已达 60% 左右。对于高度恶性及手术切缘阳性的患者，术后均应追加放疗。

三、口腔颌面部骨源性肉瘤

545. 什么是口腔颌面部骨源性肉瘤？

口腔颌面部骨源性肉瘤是起源于颌面部骨骼或其附属组织的恶性肿瘤，包括骨肉瘤、软骨肉瘤等，它们具有破坏颌面部骨骼结构并影响相关功能的特性。

546. 口腔颌面部骨源性肉瘤有哪些临床表现？

口腔颌面部骨源性肉瘤的临床表现为发病年龄轻，多见于青年及儿童。病程较快，呈进行性的颌面骨膨胀性生长，皮肤表面常有血管扩张及充血。颌面骨在影像学检查中均有不同程度、不同性质的骨质破坏，且呈中央性，由内向外发展；后期肿块破溃，可伴发溢液或出血。颌骨破坏可导致牙松动甚至自行脱落，巨型肿块可导致患者咀嚼、呼吸障碍。

547. 口腔颌面部骨源性肉瘤如何诊断？

诊断口腔颌面部骨源性肉瘤需结合临床表现、影像学检查（如 X 线、

CT、MRI）及病理学检查，其中病理学检查是确诊的金标准。骨源性肉瘤X线的基本特征：软组织阴影伴骨破坏，呈不规则透射阴影；有时有骨质反应性增生及钙化斑或块出现；牙在肿瘤中多呈漂浮状。为了排除远处转移，对具有血循转移可能的患者还应常规行胸部X线或CT检查。有条件的还可行发射单光子计算机断层扫描仪（ECT）检查以确定有无远处转移。骨源性肉瘤应与骨髓炎相鉴别，骨髓炎通常有炎症病史，有时还有病灶存在，X线除骨质破坏有死骨外常有骨膜反应性增生。

548. 口腔颌面部骨源性肉瘤如何治疗？

治疗口腔颌面部骨源性肉瘤通常采取多学科综合治疗策略，包括手术切除肿瘤、术后放射治疗以降低复发率、必要时辅以化学治疗，以及近年来兴起的靶向治疗和免疫治疗等新兴方法，具体治疗方案需根据患者个体情况制订。

四、唾液腺黏液表皮样癌

549. 什么是唾液腺黏液表皮样癌？

唾液腺黏液表皮样癌是一种起源于唾液腺上皮细胞的恶性肿瘤。这种肿瘤的特点是其细胞形态多样，可以包含黏液细胞和表皮样细胞。黏液表皮样癌患者女性多于男性，发生于腮腺者居多，其次是腭部和下颌下腺，也可发生于其他的小唾液腺，特别是磨牙后腺。

550. 唾液腺黏液表皮样癌有哪些临床表现？

最常见的症状是在唾液腺区域出现一个无痛性、逐渐增大的肿块。由于肿瘤的生长，可能导致面部不对称。根据肿瘤的位置和大小，可能导致张口困难、吞咽困难或言语障碍。肿瘤可能压迫面神经或其他脑神经，导致面部感觉异常或面瘫。

551. 唾液腺黏液表皮样癌如何治疗？

（1）手术治疗：手术切除是黏液表皮样癌的主要治疗方法。根据肿瘤的分期和位置，医生可能会选择部分或全部切除受累的唾液腺及周围组织。在某些情况下，可能还需要进行颈部淋巴结清扫以排除转移。

（2）放射治疗：对于高级别或局部晚期的黏液表皮样癌，手术后可能需要辅助放射治疗以降低复发风险。放射治疗利用高能射线杀死癌细胞或阻止其生长。

（3）化学治疗：虽然化学治疗在黏液表皮样癌中的应用相对有限，但对于已经扩散到身体其他部位的晚期患者，化学治疗可能有助于控制病情进展。

（4）靶向治疗与免疫治疗：随着医学研究的深入，靶向治疗和免疫治疗等新兴疗法也在不断探索中。这些疗法旨在针对癌细胞的特定特征进行精确打击，以提高治疗效果并减少副作用。

五、唾液腺腺样囊性癌

552. 什么是唾液腺腺样囊性癌？

唾液腺腺样囊性癌是一种起源于唾液腺导管的恶性肿瘤，主要由上皮细胞构成，并包含一些肌上皮细胞。它具有高度侵袭性和易沿神经蔓延的特点，能够侵犯邻近组织甚至远处转移。在所有唾液腺肿瘤中，其发病率相对较低，但恶性程度较高。

553. 唾液腺腺样囊性癌有哪些临床表现？

腺腺样囊性癌易沿神经扩散，因此常有神经症状，如疼痛、面瘫、舌麻木或舌下神经麻痹。肿瘤浸润性极强，与周围组织无界限，肉眼看来正常的组织，在显微镜下常见瘤细胞浸润，有时甚至可以是跳跃性的。肿瘤易侵入血管，造成血行性转移，转移率高达 40%，为口腔颌面部恶性肿瘤中血循转移率较高的肿瘤之一。转移部位以肺为最多见，颈淋巴结转移率很低。

554. 唾液腺腺样囊性癌如何治疗？

唾液腺腺样囊性癌首选手术切除，因肿瘤易沿神经扩散手术中很难确定正常边界，除手术设计时常规扩大切除外，术中宜做冷冻切片检查，以确定手术范围。术后配合放疗可明显降低术后复发率，提高生存率。

第七节　口腔颌面部良性肿瘤及类瘤样病变

一、颌面部软组织囊肿

555. 什么是颌面部软组织囊肿?

颌面部软组织囊肿是指发生在口腔和面部的软组织内的囊肿，这是一种良性病变。囊肿由囊壁和囊内容物组成，囊内容物可以是液态、半固态或固态。这些囊肿主要影响皮肤和舌头等软组织，而非骨骼结构。

556. 颌面部软组织囊肿的病因是什么?

（1）先天性发育不良：在胚胎发育过程中，上皮细胞可能遗留于组织内，形成不同类型的囊肿，如表皮样囊肿、甲状舌管囊肿、鳃裂囊肿等。

（2）后天损伤：如皮脂腺导管阻塞，导致皮脂腺囊肿逐渐增大。

557. 颌面部软组织囊肿有哪些临床表现?

颌面部软组织囊肿的症状因其发生的部位和病变阶段而异。一般来说，早期囊肿可能无明显自觉症状，但随着囊肿体积的增大，可能出现以下症状：囊肿发生区域出现膨隆、肿胀；囊肿压迫邻近组织时，可能引起疼痛。如继发感染，局部会出现红、肿、热、痛等症状，并可能有波动感。

558. 颌面部软组织囊肿如何诊断?

（1）临床检查：通过触诊和视诊初步判断囊肿的位置、大小和活动度。

（2）影像学检查：B超和磁共振是软组织囊肿的最佳检测手段，可以清晰显示囊性病变区域的大小和性质。

559. 颌面部软组织囊肿如何治疗?

颌面部软组织囊肿的治疗方案主要根据囊肿的大小、位置和症状来制订，手术切除是主要的治疗方法。对于较小的囊肿，一般建议定期随访，密切观察其变化，无须特殊处理。对于较大的囊肿或引起明显症状的囊肿，手术切除是主要的治疗方法，手术应尽可能完整切除囊肿，以降低复发率。微创治疗如硬化剂、碘酊治疗方法等，虽然微创，但可能因不能完整切除而增加复发风险。

二、颌骨囊肿

560. 什么是颌骨囊肿?

颌骨囊肿是指在颌骨内出现的含有液体的囊性肿物，它们可以逐渐增大并破坏颌骨组织。这些囊肿可以是由于牙源性因素（如根尖周囊肿）或非牙源性因素（如球上颌囊肿）引起的。

561. 颌骨囊肿的病因是什么?

（1）牙源性囊肿：由成牙组织或牙的上皮或上皮剩余演变而来，如根尖周囊肿、始基囊肿、含牙囊肿等。

（2）非牙源性囊肿：胚胎发育过程中残留于颌骨内的上皮发展形成，如鼻唇囊肿、正中囊肿、球上颌囊肿等。此外，还可由损伤所致的血外渗性囊肿及动脉瘤样骨囊肿等。

562. 颌骨囊肿有哪些临床表现?

颌骨囊肿生长缓慢，初期无自觉症状，随着囊肿增大，骨质逐渐向周围膨胀，造成面部畸形。囊肿增大到一定程度时其表面骨质变得极薄，扪诊时可有乒乓球样的感觉。最后，此层极薄的骨板也被吸收时，则可发生波动感。如囊肿邻近牙齿，可使牙根周骨质吸收，牙发生移位、松动。

563. 颌骨囊肿如何诊断?

了解患者的症状、病程，观察患者面部形态，触诊颌骨区域，评估牙齿状况。影像学检查：X 线片上可见圆形或卵圆形的透射区，边缘整齐，周围常呈现一明显白色骨质反应线。病理诊断：在某些情况下，可能需要通过手术活检获取组织样本进行病理学检查以确诊。

564. 颌骨囊肿如何治疗?

对于某些小型、无症状的囊肿，可能采取定期观察的策略。较大的囊肿通过外科手术摘除，同时处理受累牙齿。但在某些情况下囊肿不能直接手术摘除时可以采用囊肿内减压术、开窗减压术等姑息手术方法，这些方法可以缓解囊肿引起的症状或作为摘除手术前的准备措施。

三、色素痣

565. 什么是色素痣?

色素痣，也称为黑素细胞痣，是一种由黑素细胞局部聚集形成的良性皮肤肿瘤，通常在人群中非常普遍，几乎每个人身上都可能存在。色素痣可以发生在身体的任何部位，包括皮肤和黏膜，它们可以是扁平的或稍微隆起的，颜色可能从棕色到黑色不等，取决于痣细胞内色素的含量。

566. 色素痣在人群中发病情况如何?

色素痣是皮肤上常见的良性肿瘤，由黑素细胞局部聚集形成，几乎每个人身上都可能存在。它们可以是先天性的，也可以是后天获得的，通常在儿童和青少年时期出现，并随着年龄的增长数目可能增加。据统计，正常人体表有 15 ～ 20 颗色素痣。色素痣可以发生在身体的任何部位，包括皮肤和黏膜，颜色可能从棕色到黑色不等，取决于痣细胞内色素的含量。

567. 色素痣的病因是什么?

色素痣的形成与遗传因素有一定关联，家族中有色素痣病史的人，其患病风险相对较高。长期暴露在强烈紫外线下，如未做好防晒措施，皮肤容易受到紫外线伤害，刺激黑色素细胞增生，进而形成色素痣。体内激素水平的变化，特别是性激素水平的变化，影响黑色素细胞的代谢活动，从而促进色素痣的形成。长期熬夜、饮食不规律、缺乏运动等不良生活习惯，影响身体的新陈代谢和免疫功能，间接促进色素痣的形成。皮肤受到外伤、摩擦等刺激后，局部微环境发生改变，也会促使黑色素细胞增生，形成色素痣。

568. 色素痣有哪些临床表现?

色素痣可以分为交界痣、皮内痣和混合痣三种。交界痣为淡棕色或深棕色斑疹、丘疹或结节，一般较小，表面光滑、无毛，平坦或稍高于皮表，外界因素刺激可恶变。一般不出现自觉症状。皮内痣呈半球形隆起的丘疹或结节，表面光滑或呈乳头状。混合痣外观类似于交界痣，但极少恶变。

569. 色素痣如何治疗?

对于面部较大的痣，如果没有恶变的证据，可以考虑采用分期部分切除的方法。这种方法既能较好地保存容貌和功能，但不适用于那些有恶变倾向的痣。另一种选择是全部切除，然后通过邻近皮瓣转移或游离皮肤移植来修复创面。如果怀疑痣有恶变的可能，那么应该采用外科手术一次全部切除并进行活检，手术切口应该在痣的边界以外的正常皮肤上进行。对于比较小的痣，切除后可以通过潜行剥离皮肤创缘，然后直接拉拢缝合来修复。

四、牙龈瘤

570. 什么是牙龈瘤?

牙龈瘤是一种炎症反应性瘤样增生物，通常发生在牙龈乳头部位，但并非真正的肿瘤。它可能由多种因素引起，包括局部刺激因素如菌斑、牙石、食物嵌塞或不良修复体等，这些因素可导致牙龈局部长期的慢性炎症，进而引起牙龈结缔组织形成反应性增生物。此外，牙龈瘤的发生还与内分泌因素有关，特别是妇女在怀孕期间，由于激素水平的变化，更容易发生牙龈瘤，分娩后牙龈瘤可能会缩小或停止生长。

571. 牙龈瘤的病因是什么?

牙龈瘤的发生通常与局部刺激因素有关，如菌斑、牙石、不良修复体等。这些刺激因素长期作用于牙龈组织，导致牙龈发生反应性增生，进而形成牙龈瘤。此外，牙龈瘤的发生还与内分泌有关，特别是妊娠期女性，由于身体激素水平的变化，容易引发牙龈瘤。

572. 牙龈瘤有哪些临床表现?

多发生于龈乳头部。位于唇、颊侧者较舌、腭侧者多。最常见的部位是前磨牙区。肿块较局限，呈圆球或椭圆形，有时呈分叶状，大小不一，直径由数毫米至数厘米。肿块有的有蒂如息肉状；有的无蒂，基底宽广。一般生长较慢，较大的肿块可以遮盖一部分牙及牙槽突，表面可见牙压痕，易被咬伤而发生溃疡，伴发感染。

573. 牙龈瘤如何治疗?

手术治疗：于牙龈瘤蒂周围的正常组织上做切口，将肿块完全切除，拔除波及的牙，并用刮匙或骨钳将病变波及的牙周膜、骨膜及邻近的骨组织去除，将创面缝合。创面较大不能缝合时，可用碘仿纱条覆盖，或在创面上用牙周塞治剂保护。

574. 牙龈瘤如何预防?

牙龈瘤的预防主要是及时去除口腔的刺激因素，保持口腔卫生，定期进行牙齿清洁和口腔检查。特别是对于中青年女性，建议孕前进行专业口腔检查和护理，以及定期洁牙，以减少牙龈瘤的发病风险。妊娠期的女性由于激素水平的波动，更容易出现牙龈瘤，因此在这个时期应特别注意口腔卫生。

五、纤维瘤

575. 什么是纤维瘤?

颌面部纤维瘤是起源于面部皮下、口腔黏膜下或骨膜的纤维结缔组织，纤维瘤的构成主要由纤维组织构成，细胞及血管很少。

576. 纤维瘤的病因是什么?

某些纤维瘤可能与遗传因素有关，体内激素水平的变化可以影响纤维瘤的发生和发展。一些物理因素，如创伤或射线照射等外部刺激可能诱发纤维瘤的形成。不规律的作息、不健康的饮食习惯等也与纤维瘤的发生有关。

577. 纤维瘤有哪些临床表现?

发生在面部皮下的纤维瘤为无痛肿块、质地较硬、大小不等、表面光滑、边缘清楚，与周围组织无粘连，一般皆可移动。发生在口腔的纤维瘤均较小，呈圆球形或结节状，可能有蒂或无蒂，肿瘤边界清楚，表面覆盖有正常黏膜，切面呈灰白色。口腔内纤维瘤多发生于牙槽突、颊、腭等部位。发生于牙槽突的纤维瘤可能使牙松动移位。若受到咀嚼及牙的损伤，则表面破溃、糜烂、继发感染，此时可引起疼痛或功能障碍。

口腔颌面部纤维瘤如处理不当，极易复发；多数复发后又易恶变，其临床生物学行为比身体其他部位的纤维瘤为差。

578. 纤维瘤如何治疗?

纤维瘤主要采用手术完整切除。牙槽突的纤维瘤，除须拔除有关牙外，有时还需将肿瘤所侵犯的骨膜一并切除。临床诊断为纤维瘤，手术时须作冷冻切片，如证实为恶性时，应按恶性肿瘤治疗原则处理。

六、牙源性肿瘤

579. 什么是牙源性肿瘤?

牙源性肿瘤是由成牙组织或牙的上皮或上皮剩余演变而来的肿瘤。它主要包括起源于成釉器或牙囊的上皮或间充质衍生物形成的肿瘤。这类肿瘤大多数为良性，恶性者较为少见。

580. 牙源性肿瘤的病因是什么?

牙源性肿瘤的病因尚不完全明确，但主要与牙源性上皮及其残余组织的异常增殖和发育有关。

581. 牙瘤有哪些临床表现?

牙瘤多见于青年人，生长缓慢，早期无自觉症状，后期牙瘤所在部位可发生骨质膨胀，压迫神经而产生疼痛，患者常有缺牙现象。

582. 牙骨质瘤有哪些临床表现?

牙骨质瘤多见于青年人，女性居多，肿瘤紧贴于牙根部，硬度与骨质相似，牙髓活力检测正常。肿瘤生长缓慢，一般无自觉症状，增大时可发生牙槽突膨胀。

583. 造釉细胞瘤有哪些临床表现?

造釉细胞瘤多发于青壮年，下颌体和下颌角常见。生长缓慢，初期无自觉症状，逐渐发展可使颌骨膨大造成面部畸形，肿瘤侵犯牙槽突可使牙松动、移位或脱落，严重者影响下颌骨运动，导致吞咽、呼吸、咀嚼障碍；压迫下牙槽神经时导致麻木不适。牙源性黏液瘤，多发生于颌骨，软组织少见，一般生长缓慢，呈局部浸润性生长。

584. 牙源性肿瘤如何治疗?

牙源性肿瘤的治疗主要采用外科手术切除，根据肿瘤的类型、大小和侵犯范围，选择适当的手术方法。应完整切除肿瘤及其包膜，以防复发。

七、血管瘤

585. 什么是血管瘤?

血管瘤与脉管畸形是来源于脉管系统的肿瘤或发育畸形，统称为脉管性疾病，约 60% 发生于头颈部。

586. 血管瘤有哪些临床表现?

血管瘤可累及浅表皮肤或黏膜也可为深部占位性病变，有时二者同时存在。浅表血管瘤表现与微静脉畸形临床表现有一部分重叠，早期可表现为浅红的斑痣，进入快速生长期则表现为典型的深红斑块，在过去被称为草莓状血管瘤。病变累及深部组织时，表现为团块伴有皮肤或黏膜表面浅蓝或紫色斑块状，类似静脉畸形。但增殖期的血管瘤初为软的“橡胶”样，而静脉畸形更柔软并有可压缩性。80% 的患儿为单发病变，其余为多发病变。

587. 血管瘤如何治疗?

血管瘤与脉管畸形的治疗应根据病损类型、位置及患者年龄等因素决定。常用的治疗方法有药物治疗、激光治疗、手术切除，对于复杂病例，主张采用综合治疗。婴幼儿血管除生长在非美观部位、处于稳定期、不影响美观和功能的中、小型病变可以采用“等待观察”策略外，其他情况下均应积极治疗，以控制血管瘤生长，加速其消退，最大限度地减少并发症的发生。

八、颌面部骨源性肿瘤

588. 骨化性纤维瘤有哪些临床表现?

骨化性纤维瘤常见于青年人，多为单发性，可发生于上、下颌骨，但以下颌较为多见。女性多于男性。此瘤生长缓慢，早期无自觉症状，不易被发现；肿瘤逐渐增大后，可造成颌骨膨胀肿大，引起面部畸形及牙移位。发生于上颌骨者，常波及颧骨，并可能波及上颌窦及腭部，使眼眶畸形，眼球突出或移位，甚或产生复视。下颌骨骨化性纤维瘤除引起面部畸形外，可导致咬合紊乱，有时可继发感染，伴发骨髓炎。

589. 骨巨细胞瘤有哪些临床表现?

骨巨细胞瘤发生于 20 ～ 40 岁的成年人，男女无显著差别。常发生在颌骨的中央部，故又称为中央性巨细胞瘤。一般生长缓慢，如生长较快，则可能有恶性变。早期一般无自觉症状，但有时可能引起局部间歇性隐痛。发生于下颌骨者，先使前庭沟变浅，逐渐膨胀而致下颌变形；晚期可能发生病理性骨折。在上颌骨者可以波及尖牙窝或全部上颌骨，牙槽突扩张，腭部突出，面呈畸形，牙可能被迫移位发生松动，若拔牙时可见创口有易出血的肉芽组织。

X 线检查可见典型巨细胞瘤呈肥皂泡沫样或蜂房状囊性阴影，伴骨质膨胀。在囊性阴影区无钙化点或新生骨质，肿瘤周围骨壁界线清楚。

九、唾液腺混合瘤

590. 什么是唾液腺混合瘤?

唾液腺混合瘤在唾液腺肿瘤中最常见，是一种良性肿瘤，肿瘤内含有上皮组织、结缔组织、肌肉组织及黏液瘤样组织故又称唾液腺多形性腺瘤。

591. 唾液腺混合瘤在人群中发病情况如何?

任何年龄均可发生，但以 30 ～ 50 岁为多见，女性多于男性。在大唾液腺中，多形性腺瘤最常见于腮腺，其次为下颌下腺，舌下腺极少见。发生于小唾液腺者，以腭部为最常见。

592. 唾液腺混合瘤有哪些临床表现？

唾液腺混合瘤又称多形性腺瘤，其生长缓慢，常无自觉症状，病史较长。肿瘤界线清楚，质地中等；扪诊呈结节状，高起处常较软，可有囊性变，低凹处较硬，多为实质性组织。一般可活动，但位于硬腭部或下颌后区者可固定而不活动。肿瘤长大后除表现畸形外，一般不会引起功能障碍。

当肿瘤在缓慢生长一段时期以后，突然出现生长加速，并伴有疼痛、面神经麻痹等症状时，应考虑恶变。但有的肿瘤生长速度快慢不等，可突然生长加快。因此，不能单纯根据生长速度来判断有无恶变，应结合其他表现综合考虑。

593. 唾液腺混合瘤如何治疗？

对于良性的唾液腺混合瘤，手术切除是主要的治疗方法。手术应尽可能完整切除肿瘤及其包膜，以降低复发的风险。对于腮腺浅叶的肿瘤，可以选择腮腺部分切除术。对于体积较大的肿瘤或位于腮腺深叶的肿瘤，可能需要行腮腺浅叶或全腮腺切除术。在手术前或手术后，可能会使用一些抗炎药物来预防感染和减轻炎症。此外，中药中的一些软坚散结药物也被用于治疗唾液腺混合瘤。对于恶性唾液腺混合瘤或术后复发的病例，放射治疗可以作为辅助治疗手段，以降低复发的风险。

十、唾液腺沃辛瘤

594. 什么是唾液腺沃辛瘤？

唾液腺沃辛瘤也称为腺淋巴瘤或乳突状淋巴囊腺瘤，是一种较为常见的唾液腺良性肿瘤，主要发生于腮腺，少数可见于颌下腺及舌下腺。其组织学特点是肿瘤由上皮和淋巴样组织组成，具有特征性的乳头状囊性腺上皮和丰富的淋巴样间质。

595. 唾液腺沃辛瘤人群中发病情况如何？

多发于50岁左右的男性，男性明显多于女性。主要发生于腮腺后下极，也可发生于颌下腺及舌下腺，但较少见。可发生于一侧或双侧，但以单侧多见。

596. 唾液腺沃辛瘤有哪些临床表现?

沃辛瘤生长缓慢，多呈无痛性肿块。肿瘤多位于腮腺后下极，表面光滑或呈结节状。沃辛瘤具有多灶性发生及术后易复发的特点。部分患者在进食时肿瘤可出现肿胀、疼痛，称为“涎腺肥大症”。

597. 唾液腺沃辛瘤如何诊断?

通过触诊检查腮腺区的肿块，了解肿物大小、质地、活动度及有无压痛。使用B超、CT或MRI等影像学检查确定肿瘤的位置、大小及与周围组织的关系。手术切除后进行组织病理学检查是确诊沃辛瘤的金标准。

598. 唾液腺沃辛瘤如何治疗?

沃辛瘤的治疗以手术切除为主，需完整切除肿瘤及包膜，并尽可能保留面神经。术后需定期观察，以防复发。由于沃辛瘤具有多灶性，术中应注意检查周围腺体。

十一、唾液腺黏液囊肿

599. 什么是唾液腺黏液囊肿?

唾液腺囊肿是指在唾液腺及其导管系统中形成的囊性病变，广义的唾液腺黏液囊肿包括小唾液腺黏液囊肿及舌下腺囊肿。

600. 唾液腺黏液囊肿的病因是什么?

（1）创伤：唾液腺及其导管的创伤可导致黏液外渗，进而形成囊肿。

（2）潴留性囊肿：由于导管系统部分阻塞，导致唾液排出受阻，使腺体远端扩张形成潴留性囊肿。

（3）先天性因素：某些类型的唾液腺囊肿，如先天性舌下腺囊肿，与先天发育有关。

601. 唾液腺黏液囊肿有哪些临床表现?

小唾液腺黏液囊肿好发于下唇及舌尖腹侧，囊肿位于黏膜下，表面仅覆盖一薄层黏膜，呈半透明、浅蓝色的小泡，状似水泡。囊肿很容易被咬伤而破裂，流出蛋清样透明黏稠液体后囊肿消失。但破裂处愈合后，囊肿可因再次被黏液充满而复发。

舌下腺囊肿根据其临床表现可分为：①单纯型。囊肿位于下颌舌骨肌以上的舌下区，由于囊壁菲薄并紧贴口底黏膜，囊肿呈浅紫蓝色，扪之柔软有波动感，较大的囊肿可将舌抬起，可引起吞咽、言语及呼吸困难。②口外型。囊肿主要表现为下颌下区肿物，而口底囊肿表现不明显，触诊柔软，与皮肤无粘连，不可压缩。③哑铃型。为单纯型和口外型的混合，即在口内舌下区及口外下颌下区均可见囊性肿物。

602. 唾液腺黏液囊肿如何治疗？

手术摘除是最常用的治疗方法，通过手术完整摘除囊肿及其相连的腺体，以防止复发。对于小唾液腺黏液囊肿，可将碘酊注入囊腔，使囊腔纤维化，从而消除囊肿，但此方法现已较少使用，因其复发率高且可能导致并发症。

第八节　唾液腺疾病

一、急性化脓性腮腺炎

603. 什么是急性化脓性腮腺炎？

急性化脓性腮腺炎是一种腮腺的急性化脓性感染，多见于严重的全身性疾病患者，如经历胃肠道大手术、长期卧床、体质虚弱者，以及因脓毒血症、长期高热、脱水等原因导致全身及腮腺局部抵抗力极度低下的人群。

604. 急性化脓性腮腺炎有哪些临床表现？

常为单侧腮腺受累，炎症早期症状轻微或不明显，腮腺区有轻微疼痛、肿大、压痛，导管口轻度红肿、疼痛。如果早期急性炎症未能得到控制，则进入化脓、腺组织坏死期。此时疼痛加剧，呈持续性疼痛或跳痛，腮腺区以耳垂为中心肿胀更为明显，耳垂被上抬。进一步发展，炎症扩散到腮腺周围组织，伴发蜂窝织炎。皮肤发红、水肿，呈硬性浸润，触痛明显，可出现轻度张口受限。腮腺导管口明显红肿，轻轻按摩腺体可见脓液自导管口溢出，有时甚至可见脓栓堵塞于导管口，患者可有高热、脉搏及呼吸增快等全身中毒表现。

605. 急性化脓性腮腺炎如何治疗？

急性化脓性腮腺炎的治疗方法包括保守治疗、药物治疗和手术治疗。

（1）保守治疗：发病早期可通过局部热敷、理疗抑制炎症扩散，同时口含维生素 C 片增加唾液分泌量，使用碳酸氢钠溶液漱口控制病情。

（2）药物治疗：常用药物有盐酸克林霉素胶囊、头孢曲松钠注射液等抗生素，需严格遵照医嘱用药。

（3)手术治疗：若病情严重，出现局部化脓现象，需通过手术切开引流，并在术后使用生理盐水冲洗患处以防感染。

二、慢性复发性腮腺炎

606. 什么是慢性复发性腮腺炎？

慢性复发性腮腺炎又称为慢性化脓性腮腺炎，患者多因腮腺反复肿胀疼痛而就诊，临床上较常见，儿童和成人均可发生，儿童复发性腮腺炎的病因复杂，发病机制尚不明晰，可能是多因素综合作用的结果，一般认为与先天发育异常、免疫功能低下、细胞逆行性感染相关。成人复发性腮腺炎为儿童复发性腮腺炎迁延未愈而来。

607. 慢性复发性腮腺炎有哪些临床表现？

腮腺区反复肿胀，伴不适，轻度水肿，或伴皮肤潮红。个别患儿仅表现为腮腺肿块。挤压腺体可见导管口有脓液或胶冻状液体溢出，少数有脓肿形成。静止期多无不适，检查腮腺分泌液偶有浑浊。病程大多数持续 1 周左右，数周或数月发作一次，年龄越小间隔时间越短，随着年龄增长，间歇时间延长，持续时间缩短。

608. 慢性复发性腮腺炎如何治疗？

复发性腮腺炎具有自愈性，故以增强抵抗力、防止继发感染，减少发作为原则。患者宜多饮水，用淡盐水漱口，保持口腔卫生。可咀嚼无糖口香糖，刺激唾液分泌，同时反复按摩腺体排空滞留分泌物。若有急性炎症表现，可给予抗生素治疗。腮腺造影本身对复发性腮腺炎有一定的治疗作用。复发频繁者，可肌内注射胸腺肽来调节免疫功能。

三、慢性阻塞性腮腺炎

609. 什么是慢性阻塞性腮腺炎？

慢性阻塞性腮腺炎又称腮腺管炎。多数患者由局部原因引起，如导管系统狭窄，唾液腺导管结石或异物堵塞。

610. 慢性阻塞性腮腺炎有哪些临床表现？

男性略多，大多发生于中年，单侧多见，也可为双侧。患者常不明确起病时间，多因腮腺反复肿胀而就诊，约 50% 的患者腮腺肿胀与进食有关。发作次数变异较大，多者每次进食后都有肿胀，少者 1 年内很少发作，大多平均每月发作 1 次以上，发作时伴有轻微疼痛。但是有些患者腮腺肿胀与进食无明确关系，晨起感腮腺区肿胀，自己稍加按摩后即有“咸味”液体自导管口流出，随之局部感到松快。

临床检查腮腺稍增大，能扪到肿大的腮腺轮廓，中等硬度，轻微压痛。导管口轻微红肿，挤压腮腺可从导管口流出混浊的“雪花样”或黏稠的蛋清样唾液，有时可见黏液栓子。病程较长者，可在颊黏膜下扪及粗硬、索条状的腮腺导管。

611. 慢性阻塞性腮腺炎如何治疗？

慢性阻塞性腮腺炎多由局部原因引起，故以去除病因为主。有唾液腺结石者，先去除结石。先用较细的钝头探针，再用较粗的探针逐步扩张导管口。也可向导管内注入药物，如碘化油、抗生素等，具一定的抑菌或抗菌作用。也可用其他的保守治疗，包括按摩腮腺，刺激唾液分泌，保持口腔卫生。采用唾液腺内镜，不仅可以直视下观察导管病变，而且可以冲洗及扩张导管、灌注药物等，效果良好。病变严重，经上述治疗无效者，可考虑手术切除腮腺组织，手术方式为保存面神经的腮腺腺叶切除术。手术中应尽可能摘除腺叶及导管，并保存面神经。

四、涎石症

612. 什么是涎石症？

涎石症是在腺体或导管内发生钙化性团块而引起的一系列病变。85%左右发生于下颌下腺，其次是腮腺，偶见于上唇及颊部的小唾液腺，舌下腺很少见。

613. 涎石症的病因是什么？

颌下腺为混合性腺体，其分泌的唾液富含黏蛋白，因此其黏稠度较高，同时颌下腺唾液中的钙含量也相对较高，这种黏稠的唾液在导管内流动时更容易滞留，增加了结石形成的风险。由于颌下腺导管的行程较长且呈从后下斜向前上的方向，唾液在其内流动较慢，加上导管开口较大，因此容易滞留唾液和进入异物，进而诱发结石的形成。

614. 涎石症有哪些临床表现？

唾液腺结石较小时一般无任何阻塞症状，较大时可出现以下一系列阻塞症状及体征。

（1）进食时，腺体肿大，患者自觉胀感及疼痛；有时疼痛剧烈，呈针刺样，称为“涎绞痛”。可伴同侧舌或舌尖痛，并放射至耳颞部或颈部。停止进食后约30分钟，腺体自行复原，疼痛亦随之消失。但有些阻塞严重的病例，腺体肿胀可持续数小时、数天，甚至不能完全消退。

（2）导管口黏膜红肿，挤压腺体可见少许脓性分泌物溢出。

（3）导管内结石，口底双合诊可触及硬块，并有压痛。

（4）唾液腺结石可引起腺体继发感染，出现反复肿胀、疼痛。

（5）由于下颌下腺包膜不完整，组织疏松，炎症可扩散到邻近组织，导致下颌下间隙感染。偶见导管阻塞症状不明显者，一开始即表现为下颌下区或舌下区的急性炎症。

615. 涎石症如何治疗？

（1）保守治疗：唾液腺结石较小时，通过药物或进食酸性食物可促进唾液腺分泌排出。

（2）取石术：切开取石术，唾液腺内镜取石，唾液腺内镜辅助下切开取石术。

（3）超声碎石治疗：超声碎石临床效果良好，结石击碎后会随着唾液流出。

（4）手术治疗：腺体切除。

五、舍格伦综合征

616. 什么是舍格伦综合征？

舍格伦综合征又称干燥综合征，是一种自身免疫性疾病，其特征表现为外分泌腺的进行性破坏，导致口腔黏膜及结膜干燥，并伴有各种自身免疫性病征。病变限于外分泌腺本身者称为原发性舍格伦综合征；而伴发类风湿关节炎、系统性硬皮病、系统性红斑狼疮等其他自身免疫病者称为继发性舍格伦综合征。

617. 舍格伦综合征有哪些临床表现？

舍格伦综合征多见于中年以上女性，出现症状至就诊时间长短不一。患者的主要症状有眼干、口干、唾液腺及泪腺肿大，严重者出现肺间质纤维化、肾小管酸中毒、肝损害及中枢神经系统受累等严重内脏病变。

618. 舍格伦综合征如何治疗？

本病目前尚无有效的根治方法，主要以对症治疗为主。

（1）眼干可用人工泪液滴眼，也可以采用硅酮进行泪点封闭，以缓解眼干症状。

（2）口干可用人工唾液，乙基纤维素和黏液素可增加口腔表面湿润和润滑作用，缓解不适感。注意口腔卫生，减少逆行性感染的机会。伴发急性炎症时用抗生素治疗。积极预防和治疗龋病。

（3）对于结节型舍格伦综合征可采用手术治疗，切除受累腺体，以防止恶变。单发性病变，腺体破坏严重，或继发感染明显者，也可考虑手术切除患侧腮腺。

（4）中药治疗亦可缓解症状，阻止病变进展。需经过辨证论治，制订治疗方案。传统的针刺治疗也可促进唾液分泌，缓解口干症状。

（5）镇痛、镇静等技术以及改变传统的锤敲击去骨、增隙等方法来消除患者的焦虑、紧张心理，减少心理创伤，体现人文关怀。

第九节 颞下颌关节疾病

619. 颞下颌关节包括什么？

颞下颌关节是由上方的颞骨关节窝及关节结节、下方的下颌骨髁突、居于两者之间的关节盘以及包绕的关节囊和囊内外的韧带等部分组成。

620. 什么是颞下颌关节紊乱病？

颞下颌关节紊乱病是指有相同或相似临床表现的一组疾病的总称。一般都有颞下颌关节区和（或）咀嚼肌痛；下颌运动异常和伴有功能障碍以及关节弹响、破碎音及杂音三类症状。颞下颌关节紊乱病多数为功能紊乱性质，也可累及关节结构紊乱甚至器质性破坏，属于肌骨骼类紊乱疾病。

621. 颞下颌关节紊乱病在人群中发病情况如何？

颞下颌关节紊乱病是口腔颌面部常见的疾病之一，在颞下颌关节疾病中，此类最为多见。好发于青、中年，以 20 ～ 30 岁患病率、就诊率最高。

622. 颞下颌关节紊乱病有哪些临床症状？

颞下颌关节紊乱病一般表现为下颌运动异常，关节区的疼痛，以及关节区的弹响和杂音。

623. 颞下颌关节紊乱病如何治疗？

颞下颌关节紊乱病需要根据具体情况采用不同的治疗措施，包括热敷、理疗、封闭治疗、殆垫治疗、关节腔内药物注射等，保守治疗无效，而又有明显症状和功能障碍者可考虑外科手术治疗。

624. 颞下颌关节紊乱病如何预防？

颞下颌关节紊乱病主要由精神紧张因素、咬合关系、免疫因素、关节负荷过重及关节解剖形态等因素引起，可以根据具体病因采取相应措施，如缓解紧张情绪、改善不良咬合习惯及关节区注意保暖等。

625. 什么是颞下颌关节脱位?

颞下颌关节脱位是指髁突超出关节窝以外超越关节运动的极限，以至于不能自行复回原位，按部位分单侧脱位和双侧脱位；按性质分急性脱位、复发性脱位和陈旧性脱位；按髁突脱出的方向、位置可分为前方脱位、后方脱位、上方脱位及侧方脱位。

626. 颞下颌关节脱位在人群中发病情况如何?

临床上以急性和复发性前脱位较常见，后方脱位、上方脱位和侧方脱位比较少见，后三者脱位其脱位方向、位置由打击的力量和方向决定，并常伴有下颌骨骨折和颅脑的损伤。

627. 颞下颌关节脱位有哪些临床症状?

下颌运动异常，患者呈开口状，不能闭口，唾液外流，言语不清，咀嚼和吞咽均有困难；检查时可见前牙呈开𬌗、反𬌗，下颌前伸，两颊变平，脸形变长；髁突移位，耳屏前触诊有凹陷，在颧弓下方可触及脱位的髁突。

628. 颞下颌关节脱位如何治疗?

颞下颌关节脱位应及时复位，复位后立即用头颌绷带固定，限制张口活动两周。可按摩颞肌及咬肌，或用 1% ～ 2% 普鲁卡因做颞下三叉神经或关节周围封闭，以助复位。

如果复发性脱位手法复位效果不佳者，可进行关节囊内硬化剂治疗，或在关节内镜下行关节囊壁以及关节盘后组织的硬化剂注射治疗。以上效果不好可行手术治疗，如关节囊及韧带加固术、关节结节切除术及关节结节增高术等。

629. 颞下颌关节脱位如何预防?

颞下颌关节脱位一般是因关节囊松弛、咀嚼肌亢进、解剖因素等因素影响，可以在避免大张口的情况下限制下颌运动，或者手术等方案修整关节结节等方式来预防关节脱位。

630. 什么是颞下颌关节强直?

颞下颌关节强直是指由于疾病、损伤或者外科手术而导致的关节固定或运动丧失，从而造成的患者长期开口困难或者完全不能开口等症状。

631. 颞下颌关节强直有哪些分类?

颞下颌关节强直在临床上分为关节内强直和关节外强直。关节内强直是由于一侧或两侧关节内发生病变，最后造成的关节内纤维性或骨性粘连，又称真性关节强直；关节外强直病变发生在关节外上下颌皮肤，黏膜或深层的组织，又称颌间挛缩。

632. 颞下颌关节强直在人群中发病情况如何?

颞下颌关节内强直多数发生在 15 岁以前的儿童，常见原因是炎症，多由于邻近器官化脓性炎症扩散而来，其中以化脓性中耳炎最为常见。颞下颌关节外强直常见病因是损伤，如上颌结节、颌支部位的开放性骨折或火器伤在上下颌之间形成挛缩的瘢痕，也可由坏疽性口炎引起。

633. 颞下颌关节强直有哪些临床症状?

关节内强直主要表现为进行性开口困难，面下部发育障碍畸形，上下颌关系错乱，髁突活动度减小或消失。X 线常表现为关节正常解剖形态消失，关节间隙模糊且密度增高，关节窝及髁突密质骨不规则破坏。关节外强直主要表现为开口困难，口腔或颌面部瘢痕挛缩或缺损畸形，髁突活动度减少或消失。X 线片表现为正常的关节形态。

634. 颞下颌关节强直如何治疗?

关节内强直和关节外强直的治疗一般都须采用外科手术。

在施行手术前，首先要确定是关节内强直、关节外强直或混合型强直；确定强直的性质是纤维性还是骨性；病变是单侧或双侧，以及病变的部位和范围，方能制订正确的手术计划。

治疗关节内强直的手术有髁突切除术及颞下颌关节成形术。髁突切除术适用于纤维性强直的病例；颞下颌关节成形术又称假关节形成术，适用于骨性强直病例。

635. 颞下颌关节强直如何预防?

（1）积极锻炼，提高自身免疫力，预防各类炎症的发生。

（2）及时治疗化脓性中耳炎、下颌骨骨髓炎等。

（3）特殊人群应注意自我保护，避免下颌外伤。

第十节　口腔颌面部神经疾病

636. 什么是三叉神经痛?

三叉神经痛是指在三叉神经分布区域内出现的阵发性、针刺样、电击样剧烈疼痛，历时数秒至数分钟，疼痛呈周期性，间歇期无症状。任何刺激口腔颌面部“扳机点”均可引起疼痛，多发生于中老年，女性多见，多数为单侧。可分为原发性和继发性三叉神经痛。

637. 导致三叉神经痛的因素有哪些?

原发性三叉神经痛病因和发病机制尚不完全明确，长期存在中枢病因学及周围神经病学等多种假说；继发性三叉神经痛可能与颅中窝和颅后窝的颅内病变有关。近期研究表明三叉神经痛可能与三叉神经的脱髓鞘改变有关。

638. 三叉神经痛有哪些临床症状?

三叉神经痛多发生于中老年，女性多见，多数为单侧发病。主要表现为三叉神经分布区内骤然发生的闪电样剧烈疼痛，疼痛可自发，也可由轻微刺激“扳机点”所引起。如表情肌的运动、微笑、轻微地触摸面部皮肤，头部的转动，以及刷牙、漱口等均能引起疼痛发作。

639. 三叉神经痛如何治疗?

三叉神经痛的治疗包括药物治疗、中医针灸治疗、理疗、注射治疗、射频温控热凝术，手术治疗以及放射治疗，如属于继发性三叉神经痛者，应针对病因治疗选择治疗方法时应首选对机体无损害或损伤小的方法，遵循循序渐进的原则。

640. 什么是舌咽神经痛?

舌咽神经痛是指在舌咽神经分布区域内出现的阵发性剧烈疼痛，疼痛性质与三叉神经痛类似，但是患病率较低。

641. 舌咽神经痛在人群中发病情况如何?

舌咽神经痛好发于35～50岁，男性多见。舌咽神经痛表现为在扁桃体区、咽部、舌根部、颈深部、耳道深部及下颌后区等处的阵发性剧烈疼痛。疼痛呈间歇性发作，昼夜均有发作，通常是早晨或上午频繁，下午或傍晚减少。可在睡眠时发作。每次发作持续数秒至数分钟，性质为针刺样、刀割样、烧灼样、电击样剧痛，也可表现为痛性抽搐。痛觉多位于一侧，开始于舌根部或扁桃体区，并向耳颞部放射。

642. 舌咽神经痛需要如何治疗及如何预防?

舌咽神经痛治疗包括药物治疗、封闭治疗、射频温控热凝术及手术治疗。若继发性舌咽神经痛应查明病因，对症治疗。舌咽神经痛可以通过保持良好生活习惯、定期体检、积极治疗原发性疾病等方法预防。

643. 什么是面神经麻痹?

面神经麻痹也称面瘫，是指部分或完全丧失面神经功能，主要表现为面部表情肌群的运动功能障碍。

644. 导致面神经麻痹有哪些因素?

面神经麻痹具体病因尚不明确，当前认为多是病毒感染引起，也可由肿瘤压迫及面部外伤、手术意外损伤等原因引起。

645. 面神经麻痹在人群中发病情况如何?

面神经麻痹可见于任何年龄，20～40岁最为多见，男性略多，一般为单侧发病，与季节无关。

646. 面神经麻痹临床症状有哪些?

面神经麻痹通常为急性发病，表现为口角歪斜，吹口哨或发笑时尤为明显，可在48小时内症状达到高峰。体检时可见患侧面部表情肌瘫痪、额纹消失、睑裂扩大、口角下垂，患侧不能做皱额、蹙眉、闭目、露齿、鼓气和吹口哨等动作，闭目时瘫痪的眼球转向外上方，露出白色巩膜，鼓气和吹气因患侧上下唇不能闭合而漏气。

647. 面神经麻痹如何治疗？

（1）激素治疗：给药途径有口服、静脉、局部注射等，常用药物有泼尼松、地塞米松等。可减轻面神经损伤之后导致的面神经水肿，适用于急性发作的周围性面瘫。

（2）抗病毒治疗：如阿昔洛韦、伐昔洛韦等，可抑制病毒生长，缓解症状，适用于存在病毒感染的患者，但可能引起皮疹、头痛、恶心等不良反应。

（3）抗生素治疗：对于细菌感染的患者，医生会根据病原学结果及药敏试验选择合适的抗生素，如莱姆病性面瘫患者，可选择多西环素，但可能引起恶心、呕吐、腹泻等不良反应。

（4）中医治疗：在面神经麻痹早期，采用中医针刺理疗等方法治疗，也可取得较好的治疗效果。

648. 面神经麻痹如何预防？

（1）风寒常常是面神经麻痹的主要致病因素，因此要远离空调、风扇，不要直吹、久吹；在乘车、户外乘凉、洗浴、饮酒后也要注意不要让风直接吹头面部等。

（2）少吃油腻、不消化的食物，不要吃辛辣等刺激食物；多吃蔬菜和水果，维持足量维生素的摄入。

（3）适当锻炼，增强体质，增加对风寒的抗御能力。

第十一节　睡眠呼吸障碍疾病

649. 什么是睡眠呼吸障碍疾病？

睡眠呼吸障碍是一组与睡眠有关的呼吸障碍疾病，包括睡眠呼吸暂停综合征、鼾症、睡眠低通气综合征以及其他与睡眠相关的呼吸系统疾病，其中睡眠呼吸暂停综合征是睡眠呼吸障碍中最为常见的一种。

650. 导致睡眠呼吸障碍有哪些因素?

（1）上呼吸道形态异常（闭塞性呼吸暂停）：鼻部疾病、鼻旁窦疾病、上咽部疾病、中咽部疾病、下咽部疾病、喉头疾病、口腔疾病、颈椎疾病、颈椎弯曲症、颈椎强直、变形性脊柱症。

（2）肺泡低换气综合征：原发性肺泡低换气综合征、Pickwickian 综合征、慢性闭塞性肺疾病、膈肌病变。

（3）中枢性睡眠呼吸暂停（或伴周期性呼吸）：脑部损害、心脏损害、高山缺氧症。

651. 睡眠呼吸障碍在人群中发病情况如何?

44% 的老年性痴呆患者会出现睡眠障碍，1/3 的高血压患者、1/5 的心脏病患者均有失眠症状；焦虑症、抑郁症部分人群会出现彻夜难眠症状；而正常人群也会因工作环境、压力过大、家庭变故等情况，而出现短暂的睡眠障碍。还有一种典型的睡眠障碍，是睡眠呼吸暂停综合征，也称鼾症。据统计，成人睡眠呼吸暂停综合征发病率约 5%，中年肥胖人士高达 50%。

652. 睡眠呼吸障碍症有哪些临床表现?

（1）睡眠打鼾：患者在睡眠过程中出现间歇性打鼾，声音较大，可伴呼吸暂停、低通气状态等。

（2）晨起口干：睡眠时常张口呼吸，晨起后自觉口干、头痛，血压升高等。

（3）白天嗜睡：病情较轻的表现为困倦、乏力，较为严重的患者嗜睡并且睡后精神体力无明显恢复。

（4）其他症状：夜尿次数增多，易怒，焦虑，注意力不集中，记忆力下降等。

653. 睡眠呼吸障碍疾病如何诊断?

睡眠呼吸障碍通过使用多导睡眠呼吸监测仪监测睡眠中呼吸暂停的次数和缺氧程度来确诊，同时还可以判断是中枢性、混合性还是低通气性睡眠呼吸障碍。多导睡眠监测，就是在睡觉的过程中把很多的电生理的信号通过机器传输到电脑里头。然后进行人工分析，包括脑电图、心电图、眼电图、肌电图，还有肢动、鼾声、血氧、胸腹运动等。

654. 睡眠呼吸障碍疾病如何治疗?

通过抑制睡眠中异常呼吸事件，改善症状和提高生活质量。有非手术治疗和手术治疗两种方式。非手术治疗包括减肥、改变睡眠体位、药物治疗、口腔矫正器、专用治疗仪器等。手术治疗包括悬雍垂、腭、咽重塑（CPPP）术、激光悬雍垂腭咽成形术（LAVP）、下颌骨前移术、气管造口术、低温等离子射频术等。

655. 睡眠呼吸暂停有哪些危害?

（1）对心血管的影响：可引起高血压病、冠心病、心力衰竭、心律失常，甚至呼吸衰竭、猝死。

（2）对肾脏的损害：可以合并蛋白尿或肾脏综合征，其临床表现为夜尿增多和水肿，严重者可出现肾功能不全的一系列表现。

（3）对神经系统的影响：表现为睡眠结构紊乱，导致睡眠效率降低，可有入睡前幻觉、无意识行为，入睡后肢体抽搐、痉挛等，可造成智力减退、记忆力下降和性格改变等。

（4）对精神系统的影响：可引起认知功能障碍、精神障碍等。

（5）对血液系统的影响：引起继发性红细胞增多症，加速动脉粥样硬化，使血管性疾病发生增加。

第十二节　牙齿拔除

一、概论

656. 什么情况下需要拔牙?

牙拔除术的适应证是相对的。随着口腔医学的发展、先进治疗方法的出现、性能优异的治疗器具的开发、口腔治疗技术的提高、口腔微生物学和药物学的进展、口腔材料和口腔修复手段的不断改进，拔牙适应证在逐步缩小。

（1）牙体疾病：牙体组织龋坏严重、用现有的修复手段无法恢复和利用的牙齿。

（2）根尖周病变不能用根管治疗、根尖切除等口腔内、外科方法治愈的牙齿。

（3）牙周炎晚期，牙槽骨支持大部分丧失，采用常规和手术治疗无法取得牙的稳固和功能。

（4）牙创伤冠折：牙根中 1/3 折断一般为拔牙适应证。

（5）移位、错位牙影响功能、美观、造成邻近组织病变或邻牙龋坏，不能用正畸等方法恢复正常位置者均可考虑拔除。

（6）多生牙：多生牙常会引起正常牙的萌出障碍或错位，造成错𬌗畸形，常为拔牙适应证。

（7）埋伏牙、阻生牙引起邻牙牙根吸收、冠周炎、牙列不齐等，也应该拔除。

（8）滞留乳牙影响恒牙萌出者应当拔除。

（9）根据相应治疗需要拔除特定的牙齿：如因正畸治疗需要进行减数的牙；因义齿修复需要拔除的牙；囊肿或良性肿瘤累及的牙，可能影响治疗效果者可为拔牙适应证。恶性肿瘤放疗前，为减少某些并发症的发生，拔牙的指征可适当放宽。

（10）病灶牙：引起颌骨骨髓炎、牙源性上颌窦炎等局部病变的病灶牙为拔除适应证。

657. 拔牙有哪些禁忌证?

（1）急性期心脑血管疾病：高血压、口腔颌面部感染急性期；有近期（6 个月以内）心肌梗死病史；近期心绞痛频繁发作；心功能Ⅲ～Ⅳ级；严重的、未控制的心律失常。

（2）心瓣膜病：风湿性心脏病和其他获得性瓣膜功能不全；多数先天性心脏畸形；人工心脏瓣膜和瓣膜手术后，有细菌性心内膜炎病史。

（3）高血压病控制不佳，收缩压超过 180mmHg 或舒张压超过 110mmHg，应先控制血压后再行拔牙。

（4）空腹血糖超过 8.88mmol/L。

（5）腐败坏死性龈炎、急性传染性口炎患者应暂缓拔牙。

（6）肝炎：急性肝炎期间应暂缓拔牙，慢性肝炎患者肝功能有明显损害者应检查患者凝血功能，必要时给予药物治疗再行拔牙。

（7）造血系统疾病：急性白血病为拔牙禁忌证。贫血患者血红蛋白在 8g/dl 以下、血细胞比容在 30% 以下时暂缓拔牙。中性粒细胞低于 1×10^9/L 时应避免拔牙手术。

（8）甲状腺功能亢进：静息脉率在 100 次 / 分以上、基础代谢率高于 20% 时暂缓拔牙。

（9）肾病：各类急性肾病患者均应暂缓拔牙。

（10）妊娠期和月经期：在正常妊娠期如遇必须拔牙的情况，在严密观察下可以进行。但如为可择期进行的牙拔除术，妊娠的第 4 ～ 6 个月较为安全。月经期全身抵抗力下降，激素水平变化可延长出凝血时间，属择期手术可考虑暂缓拔牙。

（11）恶性肿瘤：受恶性肿瘤累及的牙，单纯拔牙可能激惹肿瘤并引起扩散；对于需放射治疗的恶性肿瘤患者，照射部位术野内的患牙应在放射治疗前 7 ～ 10 天拔除或治疗。

（12）应用特殊药物：应用双膦酸盐药物者暂缓拔牙；长期使用抗凝药物，暂缓拔牙。

658. 拔牙前需要做哪些检查?

拔牙前医生需要了解患者的全身情况和病史，必要时进行心电图、血常规、凝血功能、血糖等全身情况的检查，以判断患者是否适合拔牙治疗。同时患牙做 X 线检查，了解牙根的形态、数目等，有助于医生判断牙齿拔除的难易程度。

659. 拔牙后有哪些注意事项?

（1）拔牙结束后 2 小时内不要进食，拔牙后 24 小时内不可刷牙漱口。

（2）拔牙当日应进软食，食物不宜过热。

（3）避免患侧咀嚼，勿用舌舔创口，不可反复吮吸。

（4）注意休息，避免剧烈运动，若有持续性出血，要及时到医院就诊。

二、口腔微创拔牙

660. 什么是口腔微创拔牙？

微创拔牙指在拔牙过程中尽最大可能减少手术创伤，减轻手术过程中的不适、减少并发症、消除患者的恐惧和痛苦、有利于术后恢复的拔牙方法。包含生理微创和心理微创。生理微创包括外科拔牙的微创化操作，体现在具体的精准性及可预测性，即以最佳的技术控制达到最小的生理创伤，以及最小的创伤达到最佳的治疗效果，通过精细化操作最大限度地减少拔牙窝骨量的损失，保持牙槽窝特别是唇颊骨壁的完整。心理微创则通过多模式的无痛、镇静等技术以及改变传统的锤敲击去骨、增隙等方法来消除患者的焦虑、紧张心理，减少心理创伤，体现人文关怀。

661. 微创拔牙与传统拔牙相比有什么优势？

（1）疼痛小：无痛微创拔牙术中几乎没有明显的疼痛感。

（2）时间短：使用微动力高速涡轮钻，可准确去骨。

（3）创伤小，愈合快：手术中使用的器械均为精细器械，操作准确，能最大程度减轻患者牙龈、牙槽骨和邻牙的损伤；伤口创伤小则感染概率大为减少，术后疼痛较轻，创口愈合较快。

（4）并发症少：避免了大量去除牙槽骨，无痛微创拔牙术后出血、肿胀、疼痛、神经损伤、感染、张口受限、颞颌关节损伤等拔牙并发症明显减少。

（5）适应广泛：适用于各年龄段的人群，术中不使用凿子和锤子，不会使患者产生恐惧感。

662. 微创拔牙的适应证有哪些？

微创拔牙主要针对种植义齿修复的需要，但拓展的微创化技术还包括对非修复区域的牙即第三磨牙的拔除。特别是拔除下颌阻生第三磨牙，微创化技术多辅以用微动力系统取代锤凿。

三、拔牙后相关常识

663. 拔牙后的并发症有哪些？

拔牙后并发症是与手术直接相关的病症，不加处理可能进一步引发不良后果，而疼痛或肿胀常是各类并发症的首发或主要症状之一。

（1）拔牙后反应性疼痛：除创伤外，过大的拔牙窝内血凝块易分解脱落，使牙槽骨壁上的神经末梢暴露，受到外界刺激，也可引起疼痛。

（2）术后肿胀反应：多在创伤大时，特别是翻瓣术后出现，易发生于下颌阻生牙拔除术后。

（3）术后开口困难：术后的单纯反应性开口困难主要见于拔除下颌阻生牙，产生反射性肌痉挛造成的，明显的开口受限可用热敷或理疗帮助恢复正常开口度。

（4）拔牙后出血。

（5）拔牙术后感染：常规拔牙术后急性感染少见，多为牙片、骨片、牙石等异物和残余肉芽组织引起的慢性感染。

（6）干槽症。

（7）皮下气肿：为预防其发生，应避免过大翻瓣；使用涡轮机时，应使组织瓣敞开。术后嘱患者避免做鼓气等造成口腔压力加大的动作。

664. 拔牙后出血如何处理？

拔牙后出血可分为原发性出血和继发性出血。原发性出血为拔牙后当日，取出压迫棉卷后，牙槽窝出血未止，仍有活动性出血。继发性出血是拔牙出血当时已停止，后因创口感染等其他原因引起的出血。

对拔牙后出血的患者，首先应注意患者的全身情况，了解出血情况，估计出血量，测量脉搏、血压等生命体征，出血量大或反复出血者应做血液相关检查。局部检查常见有高于牙槽嵴的松软血凝块，并可见有活动性出血。进一步检查须在麻醉下进行，去除表面的血块，仔细查找出血部位，判定出血原因，为下一步止血处理提供依据。

有术后出血的患者因血液与大量唾液混合，常误认为出血量很多而紧张、恐惧，实际出血量多在 20 毫升以内，应先向患者解释安慰，稳定情绪以获取配合。对有全身因素的出血，在积极局部处理的同时，必须结合全身的处理，必要时可输液、输血。残余肉芽组织、软组织撕裂等原因引起出血者，可采用搔刮、缝合的方法解除。对广泛的渗血，可在拔牙窝内置入碘仿海绵、止血纱布等止血药具，缝合两侧牙龈，纱卷压迫。如出血未止，可用长碘仿纱条自牙槽窝底紧密填塞，多可达到止血目的，一周后取出碘条，放入新碘条，保护创面，至骨面有肉芽组织生长，停止换药，待自行愈合。患者处理后，应观察30分钟以上，确认无出血后方可离开。

血液如流入邻近组织间隙中，特别是皮下，会出现瘀斑，瘀斑多出现于前颊部，可向下颌下区甚至颈部蔓延。出血量大时，会在流入组织间隙之低位水平形成血肿，血肿可位于前颊部，也可位于舌侧，特别是咽峡前间隙。血肿和瘀斑可不做特殊处理，较大血肿应使用抗生素预防感染。理疗可促进其吸收。

665. 拔牙后干槽症如何处理?

干槽症在组织病理学上主要表现为牙槽骨壁的骨炎或轻微的局限性骨髓炎，主要表现为牙槽窝骨壁的感染。

（1）诊断标准：拔牙2～3天后有剧烈疼痛，并可向耳颞部、下颌区或头顶部放射，一般镇痛药物不能止痛；拔牙窝内可空虚，或有腐败变性的血凝块，腐臭味强烈。

（2）治疗原则：通过彻底的清创及隔离外界对牙槽窝的刺激，以达到迅速止痛，缓解患者痛苦，促进愈合的目的。

（3）治疗方法：方法很多，如通过传导阻滞麻醉，在完全无痛的情况下彻底清创。使用3%过氧化氢溶液棉球反复擦拭，以去除腐败坏死物质，直至牙槽窝清洁，棉球干净无臭味；用生理盐水冲洗牙槽窝，将碘仿纱条（可加丁香油和2%丁卡因）填入拔牙窝内，经上述处理后，绝大多数可完全或基本止痛。10天后去除碘条，此时牙槽窝虽空虚，但骨壁表面有一层肉芽组织覆盖，不需要再放新碘条。

干槽症引起的疼痛剧烈，迁延数日，给患者带来极大痛苦，预防干槽症的发生应重视减少手术创伤、保护血凝块、注意口腔卫生和术后适当休息。

666. 拔牙后神经损伤如何处理?

拔牙后神经损伤是一种常见的并发症，通常表现为拔牙区域的麻木、疼痛等症状。首先，不要过于担忧，因为大多数神经损伤会在一段时间内自然恢复。以下是一些建议和处理方法。

（1）观察和等待：大多数轻度神经损伤会在数周至数月内自然恢复。在此期间，尽量避免触碰受损区域，以免加重神经损伤。

（2）药物治疗：可应用维生素 B_{12}、甲钴胺胶囊等神经营养药、神经生长因子等，以促进神经修复。

（3）物理治疗：如神经损伤较为严重，医生可能会建议进行物理治疗，如电刺激、磁疗等，以促进神经功能恢复。

（4）外科治疗：对于严重的神经损伤，如神经被完全切断，可能需要进行外科手术修复。此类手术风险较高，需谨慎选择。

（5）心理支持：拔牙后神经损伤可能导致患者情绪低落、焦虑等心理问题。在恢复过程中，保持良好的心态，与亲友分享心情，寻求心理支持，有助于加快康复。

总之，拔牙后神经损伤的处理方法因个体差异和损伤程度而异。在观察等待的同时，可根据症状选择药物治疗、物理治疗或外科治疗。在整个恢复过程中，保持积极的心态，寻求心理支持，有助于加快康复。

第十三节　种植牙

一、概述

667. 什么是种植牙?

种植牙是通过外科手术将一种与人体骨质兼容性高的生物材料，通常是钛金属，植入到牙槽骨中，以替代缺失的牙齿根部。这种植入物被称为种植体，它能够与颌骨紧密结合，形成人工牙根。3 ～ 6 个月后在种植体上可以安装基台和上部牙冠，从而完成整个修复过程，获得与天然牙相似的形状及功能。

668. 种植牙修复的方式有哪些?

根据口内缺失牙的数目和部位，种植牙的修复方式可以分为单颗种植牙、种植固定桥、种植活动义齿和种植固定义齿。

669. 种植前需要做哪些检查?

种牙前首先要进行缺牙区的口腔局部检查，并拍摄缺牙区锥形线束（CBCT）。然后检查全身健康情况，确定有无种植手术禁忌证，如高血压、糖尿病的控制，有无心脏病史，是否服用阿司匹林、双膦酸盐类药物等。最后，种植手术前还需要进行血常规、凝血功能、传染病等检查。

670. 有心血管疾病史可以做种植牙吗?

对于心脏病患者来说，是否可以做种植牙需要综合考虑多个因素。心脏病患者的具体病情是关键因素。如果心脏病病情稳定，心功能良好，且没有其他严重的并发症，那么患者通常可以在医生的指导下进行种植牙手术。如果 6 个月内患过心肌梗死，不稳定型心绞痛，或者心脏功能较差，则不建议进行种植手术。

671. 糖尿病患者可以做种植牙吗?

糖尿病会加重牙周损害，也容易发生种植体周炎症，影响种植牙的初期愈合及远期疗效，血糖正常是保证种植牙长期使用的重要条件。所以对于糖尿病患者，建议接受种植牙手术前空腹血糖在 8mmol/L 以下。

672. 牙周炎患者可以做种植牙吗?

牙周病患者可以进行种植手术，但必须在牙周炎症得到控制后再进行。如果牙周炎症未得到控制就种植，种植牙牙周容易发生牙龈炎症，种植体周围牙槽骨吸收，最终种植体松动，脱落，从而导致种植失败。种植手术结束后也要定期进行牙周检查和必要的治疗，以便长期维护天然牙和种植牙的健康。

673. 骨质疏松患者可以做种植牙吗?

骨质疏松并不是种植牙的绝对禁忌证，但是骨质疏松患者种牙后的愈合时间会适当延长。如果近期服用了双膦酸盐类药物，则不能接受种牙手术。

674. 头颈部放化疗患者可以做种植牙吗？

头颈部放化疗患者可以进行种植牙，但需要根据放疗和化疗的具体情况来判断。一般来说，如果只是单纯的化疗，化疗结束后 3 ～ 6 个月，各项血液指标恢复正常就可以考虑做种植牙。如果是头面颈部放疗，一般要等放疗结束后 3 ～ 5 年才可以考虑做种植牙。

二、复杂种植牙

675. 什么是全口种植固定修复？

全口种植固定修复是在半口或全口无牙颌上植入多颗种植体，将全口牙冠固定在种植体上，患者不能自行摘戴的一种修复方式。牙冠所承担的咬合力完全由种植体承担并传递到牙槽骨，这样的受力方式最接近天然牙，能最大限度地恢复患者的咀嚼功能，且舒适度较高。

676. 什么是全口种植活动修复？

全口种植活动修复是在半口或全口无牙颌上植入 2 ～ 4 颗种植体，将全口义齿通过球帽、杆卡、套筒冠等固位装置连接在种植体上，患者可以自行摘戴的一种修复方式。全口义齿所承担的咬合力由种植体、牙槽骨共同承担，又称为种植覆盖义齿修复。

677. 全口种植固定修复的适应条件有哪些？

（1）患者主观要求固定修复，且有足够经济实力。

（2）患者以往有传统义齿修复的经历，希望进一步改善修复体的功能。

（3）患者应具备较好的骨质和足够骨量，以保证充足的种植位点及种植成功率。

（4）上颌牙列缺失，不能耐受义齿腭部的基托者。

（5）具有一定的口腔卫生维护能力者。

678. 全口种植活动修复的适应条件有哪些？

（1）牙列缺失患者的牙槽骨吸收严重，预计常规修复的效果不佳时。

（2）以往有传统义齿修复的经历，希望进一步改善修复体的功能者。

（3）需要用义齿的唇或颊侧基托恢复唇或颊丰满度时。

（4）受患者自身局部解剖条件的限制，可植入种植体的位置较少时。

679. 什么情况下需要植骨？

种植是否需要植骨，需要根据患者的具体情况而定，如果颌骨的高度和宽度不足以包绕种植体，在局部不能起到很好的固定作用，那么就需要植骨，以保证种植体周围的骨量。做即刻种植时，拔除患牙后牙槽窝的形态和植入的种植体之间的缝隙超过 2 毫米，也需要在种植体和拔牙窝之间进行充填。

三、种植牙相关常识

680. 拔牙后多久能进行种植？

拔牙后的种植可以分为即刻种植、早期种植和延期种植。即刻种植是拔完牙后立刻种植或拔牙一周内种植，适用于牙槽骨条件好，没有炎症的患者。早期种植指拔牙后 1 个月左右，软组织愈合或骨组织初步愈合，适合拔牙前根尖轻度炎症骨量合适的牙齿。延期种植是拔牙 3 个月后进行种植，适用于拔牙时间长、牙槽骨缺损严重的患者。拔牙后的种植时间，具体需要医生根据患者自身健康状况和口腔状况综合考虑。

681. 种植到修复完成的周期有多长？

一般上颌种植牙手术后 4 ～ 6 个月，下颌种植牙手术后 3 ～ 4 个月，种植体和牙槽骨基本愈合，可以支持上部修复体，这时可以进行二期手术或者修复治疗。

682. 矫正牙齿和种植牙有冲突吗？

做了种植牙之后，仍可以做正畸治疗。种植牙和天然牙有所不同，天然牙齿做矫正移动比较简单，但种植体与牙槽骨产生骨结合，没有牙周膜的存在，几乎不能移动，所以做正畸治疗时要考虑到种植牙这个特殊的牙齿，采取合适的正畸方案。

如果是在矫正前设计好要做种植牙，应在做矫正的时候先把种植间隙保留下来，完成矫正以后再考虑种植治疗。

683. 种植牙后做磁共振检查受影响吗?

做磁共振检查时，医生会要求患者把身上带有金属的东西全都摘下来，主要是担心磁共振磁场会使体内的金属磁化而影响安全。种植牙也是金属，但种植体是用纯钛制作的，钛是一种不会被磁场所磁化的物质，所以患者做磁共振检查时安全。如果是上颌的种植牙，在做头颅的磁共振检查时，在距离种植牙很近的范围内会形成伪影。如果磁共振要检查的范围离种植牙的范围比较远，则没有影响。

684. 种植手术后注意事项有哪些?

（1）术后 2 小时之后可饮水和进食，以温、凉、软、稀为主，不可食用过热或过硬的食物。

（2）术后请勿舔舐创口，亦不可反复吸吮创口。

（3）术后 3 天内避免过度运动、劳累及桑拿、泡浴等。

（4）术后 2 ～ 3 天，手术区域可能发生肿胀、疼痛等，术后 48 小时内可冷敷术区，48 小时后可进行热敷帮助消肿。若术区疼痛较重，需要及时就诊。

（5）术后 2 个月内不能用种植手术位置咀嚼食物。

（6）做了上颌窦提升术的患者不能用力擤鼻涕，做了植骨术的患者不能用力揉搓手术区域。

685. 种植戴牙后有哪些注意事项?

戴牙后需要有一个从软到硬的食物过渡，可先进较软食物，逐渐负重。早、晚刷牙，饭后使用牙线、冲牙器等保证种植体清洁，防止种植体周围炎的发生。初戴牙后可能会出现咬腮或咬舌，初进食时应谨慎，若一段时间后仍无改善，应回院复诊。若戴牙后出现咬合痛、食物嵌塞、牙冠松动、脱落，应及时复诊。戴牙后 1 ～ 6 个月应回院复诊，以后每年复诊一次。注意避免进食过硬、过韧的食物，以免种植牙冠崩瓷及种植体损伤。

686. 种植牙完成后如何维护?

（1）注意口腔卫生：种植牙需像天然牙一样进行日常刷牙，每天至少三次，每次 3 分钟。

（2）注意牙周维护：建议使用牙线、牙间隙刷或冲牙器，避免食物嵌塞，还可以间断使用漱口液帮助预防牙周病。

（3）避免吸烟：吸烟会影响口腔健康和种植体的长期稳定，建议尽量避免吸烟。

（4）定期复查：戴牙后每年需复查一次，及时发现并处理可能出现的并发症。

第五章

糖尿病与口腔篇

第一节　高血糖对口腔健康的影响

一、高血糖对儿童口腔发育的影响

687. 高血糖对儿童口腔发育有哪些影响?

儿童血糖高，会影响骨骼发育，导致乳牙滞留、恒牙早萌、牙列不齐、牙齿松动、“兜齿”“龅牙”等；还会影响腺体发育，使唾液分泌减少，患儿可能会经常感到口干舌燥或特别渴，加之唾液中存在额外的糖，可导致龋齿的发生。高血糖还可以影响儿童的免疫系统，使患儿容易发生感染，如牙周感染、鹅口疮等，血糖控制不好还会影响皮肤愈合能力，使伤口很难快速而彻底愈合，甚至导致颌面疖肿等。

688. 儿童龋病与高血糖有关吗?

儿童如果出现高血糖，会导致唾液质和量发生变化，口腔自洁能力下降，助长菌斑形成并黏附在牙齿表面，导致龋齿。此外，患者唾液的酸度增加，更有利于龋菌的生长。

689. 儿童牙周感染与高血糖有关吗?

儿童血糖高，会导致口腔防护功能下降，表现为牙龈充血、肿胀，口腔有异味，个别牙或全部牙疼痛或压痛，严重者导致牙周脓肿，甚至发生牙齿松动或移位。血糖控制越不佳，牙周炎的严重程度越高。感染反过来又刺激血糖升高，导致糖尿病加重。

690. 儿童鹅口疮与高血糖有关吗?

鹅口疮是由真菌（即白念珠菌）感染引起的一种口腔黏膜疾病。儿童血糖高时，口腔内菌群失调，致病微生物活力增强，尤其是真菌等，加之高血糖导致抵抗力下降，容易发生感染。临床表现为口腔内颊、舌、上腭等部位出现乳白色或灰白色的斑膜，不易除去，其周围有较窄的红晕，界线清楚。除去斑膜，下面是红色的糜烂面，称为假膜。同时还有疼痛症状。

691. 儿童牙槽骨骨质疏松与高血糖有关吗?

儿童血糖高，会影响骨骼发育，影响骨量，部分患者局限于牙槽骨。发病初期无明显症状，主要表现为牙齿周围上下颌骨骨密度下降，牙槽骨骨质吸收十分明显，部分牙齿松动，咬合困难，吃饭时咬合无力，吃东西嚼不碎，有些牙根暴露，牙龈萎缩。

692. 儿童颌面疖肿与高血糖有关吗?

儿童血糖高时容易发生龋齿及牙周组织感染，感染极易波及颌骨及颌周软组织，出现颌面部疖肿。尤其是发生在两侧口角至鼻根部位称之为“危险三角区”内，最易引起颅内感染、败血症、脓毒症等全身并发症，危及生命。

693. 儿童牙齿松动与高血糖有关吗?

高血糖容易使儿童出现牙龈炎、牙周炎等慢性破坏性病变，尤其是牙槽骨质吸收，常影响牙齿的稳固性，造成牙齿松动、移位或上下颌骨错位，严重者引起牙齿脱落。患者牙齿松动呈多发性相继松动，并且进展较慢，但松动程度却逐渐加重。因此，早期可能不被注意，一旦到了晚期，牙齿松动越发严重，不仅影响人体健康，丧失咀嚼功能，而且会影响到容貌。

二、高血糖对成人口腔健康的影响

694. 高血糖对成人口腔健康有哪些影响?

高血糖，尤其是糖尿病，会导致唾液分泌减少，唾液含糖量高，自洁能力下降，加之高血糖容易使口腔菌群失调，所以容易影响骨量，并发骨质疏松，进而影响口腔健康，产生包括牙齿、骨骼、肌肉、牙龈、腺体、神经、微生物等多方面的口腔问题。

695. 高血糖对成人牙齿有哪些影响?

高血糖时，机体抵抗力下降，牙髓侧支循环血供减少，容易引发牙髓感染。且糖尿病患者唾液的抗菌能力下降，食物残渣发酵产酸的机会增多，可促进龋病的发生。此外，高血糖状态下，牙槽骨会发生萎缩，失去支持牙齿的能力，导致牙齿松动。牙齿出现松动时，咀嚼效率下降，严重时甚至会引起牙齿脱落。

696. 高血糖对成人口腔的骨骼有哪些影响?

（1）成骨细胞：糖尿病患者血糖水平升高，体内炎症因子增多，可抑制口腔成骨细胞的生成，从而影响骨的形成。同时，高血糖还可以通过增强局部成骨细胞的凋亡，使骨形成和骨吸收失衡，加重牙周炎的骨丧失。已有动物实验证实，糖尿病大鼠牙周组织中成骨细胞的凋亡增加，牙周炎加重，且糖尿病伴牙周炎组的凋亡百分比约是牙周炎组大鼠的两倍。

（2）破骨细胞：糖尿病体内高糖及炎症状态直接或间接增加了破骨细胞的分化、聚集及活性，在高血糖条件下容易形成更多的破骨细胞，导致或加重牙周炎患者的骨丧失。

697. 高血糖对成人口腔的肌肉有哪些影响?

高血糖时存在渗透性利尿，体内大量水分以尿液形式排出体外，造成体内水分不足，可导致口干舌燥。舌属于肌肉组织，血糖控制不佳，会出现舌边齿痕、舌中间裂纹等。另外，血糖高会导致机体免疫力下降，出现真菌感染的概率是普通人的 2 倍，且多为念珠菌感染，舌上可出现白膜、红斑等。

698. 高血糖对成人牙龈有哪些影响?

口腔中本身含有多种微生物，正常情况下属于平衡状态，一般不会引起不良情况，但当高血糖持续存在时，可能会导致唾液、龈沟液等含糖量增加，自身口腔环境发生改变，微生物的生态平衡也会随之改变，部分微生物大量生长、繁殖，容易使口腔出现炎症，导致牙龈组织血管扩张和炎症细胞浸润，引发牙龈肿胀，出现触痛、出血等现象，长期可能导致牙龈萎缩。

699. 高血糖对成人口腔的腺体有哪些影响?

糖尿病患者长期处于高糖状态，口腔内腺体特别是腮腺内血管基底膜常发生改变，影响腺体传递分子能力和涎液的输出，使口腔黏膜干燥，自洁能力下降，易受到微生物侵入，临床多见感染性口炎、口腔白念珠菌病等。另外，高血糖患者腮腺内抵抗力低下，出现潜伏慢性感染，可刺激末梢腺管增生，进而导致患者出现口干、涎腺肿大等症状。

700. 高血糖对成人口腔的神经有哪些影响?

高血糖会影响神经系统的正常功能，包括味觉神经，从而影响味觉感知，患者可能会感到口腔异味，同时伴随食欲不振、消化不良等问题。血糖过高还可导致牙神经受损，会引起神经性疼痛。此外，高血糖导致血液黏稠度增加，血液循环减慢，从而使血流不畅，末梢神经供氧不足，引发舌发麻等症状。

701. 高血糖对成人口腔的微生物有哪些影响?

糖尿病患者血糖升高，口腔内葡萄糖含量随之增加，导致口腔内环境酸碱失衡，进而引发口腔内某些诸如牙龈卟啉单胞菌等特殊细菌的大量繁殖。另外，糖尿病极易引发人体炎症，尤其是口腔炎症，而炎症容易滋生更多细菌，最终导致人体口腔菌群失调。

（1）糖尿病患者与非糖尿病患者的口腔菌群存在差异：与血糖正常者的口腔微生物区系相比，糖尿病和糖尿病前期患者口腔微生物区系的生物多样性明显减少。

（2）2 型糖尿病患者血糖控制水平影响口腔菌群多样性：2 型糖尿病血糖控制不佳者（HbA1c ≥ 8%）其龈下生物膜的菌群生物多样性低于血糖控制良好的患者（HbA1c ＜ 7.8%）。糖尿病患者常见的口腔致病菌可出现改变。普雷沃氏菌属于正常寄生于人体的条件致病菌，研究发现，该菌在糖尿病患者的龈下菌斑和唾液中的数量更多。

三、高血糖患者的口腔保健

702. 高血糖患者应如何做好口腔保健?

对于糖尿病患者而言，预防口腔疾病，重点在于控制好血糖，同时要注意养成良好的饮食习惯，建立良好的口卫生习惯，使用活动义齿的糖尿病患者每日餐后要摘下义齿，漱口，并清洁义齿，晚上入睡前要认真刷牙及刷洗义齿。做到以上几点，可有效减少糖尿病患者的口腔疾病。

703. 高血糖患者应如何养成良好的进食习惯以维护口腔健康?

高血糖患者要注意合理进食，限制在正餐之间食用各种零食，尤其是避免含糖食物的摄入，一方面是为了避免血糖不适当升高引起或加重口腔疾病，另一方面是因为很多细菌积聚在牙齿及牙龈边缘，利用食物中的糖分会产生酸性物质，可侵蚀牙齿，引发龋齿。

704. 高血糖患者应如何建立良好的口腔卫生习惯?

高血糖患者要做到早晚刷牙，饭后漱口。掌握正确的刷牙方法，定期更换牙刷，正确使用牙线，彻底清除牙缝中的食物残渣，时刻保持口腔清洁。还可以对牙龈进行按摩，每天按摩牙龈数十次，可以促进牙龈血液循环，增强代谢，但在牙周红肿时应避免。

705. 高血糖患者如何选择口腔清洁工具?

高血糖患者选用牙刷首先要选择刷毛柔软有弹性的，并且刷面平坦、末端磨圆的牙刷，这样可以减少对牙齿的磨损。要选择刷头小的牙刷，这样里面的牙齿也能刷得到。此外，可以选择应用牙线清洁牙缝，舌苔清洁工具清洁舌苔。这样，牙齿、牙缝、舌头这几个部分的口腔清洁就很彻底了。

706. 高血糖患者如何选择牙膏?

糖友购买牙膏需要到正规商店，市面的牙膏品质主要是根据其原料摩擦剂的好坏来区分的，摩擦剂粗糙的牙膏长久使用后对牙釉质损伤大。目前市面牙膏主要分为以下 5 种。①含氟牙膏：是将适量的氟化物加入牙膏内，具有良好防龋齿的作用；②中药牙膏：是在普通牙膏的基础上添加了某些中药，这些中药具有清热解毒消炎止血的作用，对于缓解牙龈的炎症有一定辅助作用；③消炎牙膏：在普通牙膏的基础上加入了某些抗菌药物，以抑制牙菌斑和牙结石的形成；④防过敏牙膏：含有硝酸钾和氯化锶等脱敏成分，对于牙本质过敏有一定的缓蚀作用；⑤去垢增白牙膏：含有过氧化物等，采用摩擦和化学漂白的原理去除牙齿表面的色斑，起洁白牙齿的作用。

707. 高血糖患者应如何进行口腔检查?

建议高血糖患者定期到口腔科进行检查，由医生根据情况进行针对性治疗，如补牙、清洁牙石、冲洗牙周袋等，有助于口腔健康。当牙周损害严重，不易治愈而且影响到健康邻牙时，要听从医生建议及早拔治疗。如需拔牙也应控制好血糖，以防发生感染，伤口不易愈合。

第二节　糖尿病与口腔疾病

一、糖尿病与口腔疾病的关系

708. 糖尿病与口腔疾病有关系吗?

糖尿病是一种以慢性高血糖为特征的代谢性疾病，血糖控制不佳是口腔疾病发生的危险因素，因此，糖尿病可以引起口腔疾病。研究表明，血糖未控制的糖尿病患者可有多种口腔疾病的表现，即使血糖控制良好的糖尿病患者亦可有不同程度的口腔病变。

709. 糖尿病可引发或加重哪些口腔疾病?

流行病学调查显示，血糖未控制或控制不佳的糖尿病患者的口腔疾病发病率更高，如牙周炎、口腔黏膜病变、龋齿、牙髓病变、牙齿松动脱落、味觉异常、口腔感染及口腔伤口难以愈合等。

710. 糖尿病为何会引发或加重口腔疾病?

（1）口腔菌群多样性失衡：口腔菌群是人体内仅次于肠道菌群的第

二大微生物群落，定植于牙齿等硬组织和口腔黏膜等软组织，形成细菌生物膜，在维护口腔稳态、预防口腔疾病等方面发挥着重要作用，其失衡与牙周病、龋齿等口腔疾病的发生、发展密切相关。糖尿病患者口腔内的葡萄糖含量高于正常人，葡萄糖长期停留在口腔内会被微生物分解为酸性物质，口腔内液体长期处于低 pH 环境会导致口腔菌群多样性失衡。

（2）骨骼形成受抑制：糖尿病伴牙周炎患者，体内高血糖状态会抑制新骨骼形成，并加剧牙槽骨吸收，加重牙槽骨的丧失。

二、糖尿病与牙周炎

711. 糖尿病与牙周炎有关系吗?

糖尿病与牙周炎关系密切，且两者的致病因子是相互促进的，目前，牙周炎已被称为糖尿病的“第六大并发症”。在高糖环境下，龈下细菌群可得到更丰富的营养，且患者牙周组织中的血管基底膜增厚，减少了局部供氧能力，同时血液黏稠度增加，可能会加重组织缺氧，通常有利于细菌生长，从而导致或加重牙周炎。

712. 糖尿病与牙周炎的共同危险因素有哪些?

糖尿病与牙周炎有许多共同的危险因素，包括不可改变的和可改变的。不可改变的危险因素包括年龄、性别、种族及遗传易感性等；可改变的危险因素包括吸烟、过度饮酒、肥胖、缺乏运动、过量食用精制糖，以及低社会经济地位等。

713. 糖尿病合并牙周炎有哪些临床表现?

伴糖尿病的牙周炎患者除了表现为牙周炎的典型症状，如牙龈炎症和出血、牙周袋形成、牙槽骨吸收、牙齿松动移位等，血糖未控制或控制不佳的患者，其牙周组织的炎症表现更重，龈缘红肿呈肉芽状增生，易出血和反复发生牙周脓肿，牙槽骨破坏更加迅速，导致深牙周袋和明显的牙齿松动。血糖控制后，牙周炎的情况可见好转。

714. 糖尿病合并牙周炎如何治疗?

（1）良好的口腔卫生可以显著减轻牙周炎症，如使用小刷头的中软毛牙刷或电动牙刷、使用改良 Bass 刷牙法、使用清洁舌苔的工具、选用合适的牙间隙清洁工具等，全面及时地清除牙间隙残留的食物残渣和菌斑。

（2）戒烟限酒、改变饮食结构，减少精制糖的摄入，低脂低盐饮食，加强体育锻炼，减少熬夜，保证生活作息规律。

（3）对血糖控制差、病程长、年龄大、合并高脂血症或者高血压等心脑血管疾病风险的糖尿病高危人群，在治疗前进一步筛查血管病变情况，以降低牙周治疗期间的血管并发症。

（4）预防低血糖，合理安排治疗时间，伴糖尿病的患者在治疗当天应饮食适当，定时定量进餐，就诊过程中如有饥饿感、心悸、头晕等低血糖症状，应立即终止治疗，待低血糖症状纠正后酌情进行治疗。

三、糖尿病与口腔黏膜病

715. 糖尿病与口腔黏膜病有关系吗？

糖尿病可以导致或加重口腔黏膜病，这与糖尿病患者全身代谢紊乱、皮肤和黏膜抵抗力下降，以及口腔局部的微血管病变和代谢障碍、微生物与宿主共生关系改变等有关。另外，糖尿病患者多有口腔黏膜干燥症，唾液溶解酶活力降低，唾液流量减少，唾液 pH 下降，口腔的自洁作用降低等，均为口腔黏膜病发生及溃疡不易愈合的主要原因。

716. 糖尿病可以合并哪些口腔黏膜病？

糖尿病患者可以伴发多种口腔病症，尤其是口腔黏膜病，如口角炎、唇炎、口腔炎、复发性口疮、良性游走性舌炎、地图舌、菱形舌炎等。另外，糖尿病是口腔癌前病变，如黏膜白斑病、红斑、扁平苔藓的危险因素，糖尿病患者容易加速口腔癌前病变的发展。

717. 糖尿病合并口腔黏膜病有哪些临床症状？

糖尿病伴口腔黏膜病的主要表现为口腔黏膜干燥、口干口苦、声音嘶哑、口腔溃疡、口舌溃烂、舌体干裂、舌苔厚、舌缘压痕、舌乳头萎缩和黑毛舌等。

718. 糖尿病合并口腔黏膜病如何治疗?

（1）控制血糖：血糖控制不佳，可加重口腔黏膜病变，因此患者应严格控制血糖，在医生指导下定期复查、调整降糖方案。

（2）口服药物：如果口腔黏膜病变是由真菌感染引起，患者可在医生指导下服用氟康唑等药物进行治疗。如果是维生素缺乏引起的，患者可遵医嘱服用维生素 B_2、维生素 C 片等药物进行治疗。

（3）应用漱口液：漱口液可有效地杀菌和抗炎，有助于缓解口腔黏膜病变，患者可在医生指导下使用复方氯己定含漱液等漱口液清洁口腔。除上述外，患者平时应注意口腔卫生，养成早晚刷牙、饭后漱口的习惯。还可以通过营养支持等方式进行治疗。

四、糖尿病与龋病

719. 糖尿病与龋病有关系吗?

糖尿病可以导致或加重龋病的发生发展。一方面，糖尿病患者血糖升高导致唾液腺功能紊乱，唾液流速降低，对牙面的冲洗作用和对牙菌斑中的细菌代谢糖后产生的大量有机酸的缓冲能力降低，口腔自洁力下降。另一方面，糖尿病患者的血糖浓度增高影响正常的血流，血小板黏附、聚集增强，抗凝因子减少，红细胞脆性增加，造成组织缺氧、血管内皮损伤，有利于毒素侵袭，导致组织损伤程度加重。此外，糖尿病可引起牙骨质疏松，使牙根和牙冠部骨质丢失，加重龋病。

720. 糖尿病合并龋病有哪些临床表现?

糖尿病患者合并龋病后，早期会出现牙齿色素沉着，形成龋斑。随着病情发展，会出现龋洞，遇冷热酸甜刺激时感到牙齿酸痛。糖尿病患者龋洞容易进展迅速，牙齿破坏严重，会出现食物嵌塞痛，并且容易压迫牙龈，出现牙龈乳头炎。

721. 糖尿病合并龋病如何治疗?

（1）控制血糖：通过饮食管理、运动疗法及药物干预等手段稳定血糖水平。高血糖是导致糖尿病患者发生龋齿的原因之一，控制血糖有助于减缓龋病进展。

（2）口腔清洁维护：强调每日至少两次有效刷牙及使用牙线进行彻底清理。良好的口腔卫生可减少细菌产酸量，降低牙齿脱矿风险。

（3）龋洞填充：由专业牙医对受损区域进行清理后填入适当材料，如复合树脂或金属合金。目的是封闭龋坏组织以防止进一步感染并恢复咀嚼功能。

参考文献

艾兰 · B. 卡尔 , 2021. McCracken 可摘局部义齿修复学 . 13 版 . 张富强 , 译 . 北京：中国科学技术出版社 .

陈波，陶人川 , 2008. 糖尿病与口腔疾病的相关性研究 . 中华口腔医学研究杂志（电子版）, 2(6): 633–637.

陈慧美 , 周学东 , 2016. 老年口腔医学 . 成都：四川大学出版社 .

陈莉 , 2014. 糖尿病与非糖尿病患者口腔疾病的对比 . 现代临床医学 , 40(5): 360–362.

陈谦明 , 曾昕 , 2019. 案析口腔黏膜病学 . 2 版 . 北京：人民卫生出版社 .

陈扬熙 , 2012. 口腔正畸学基础、技术与临床 . 北京：人民卫生出版社 .

傅开元, 雷杰, 2024. 颞下颌关节紊乱病的分类、诊断及治疗进展 . 口腔医学, 44(1): 6–10.

傅民魁 , 2007. 口腔专科教程 . 北京：人民卫生出版社 .

傅民魁 , 2012. 口腔正畸学 . 6 版 . 北京：人民卫生出版社 .

傅民魁，林久祥 , 2014. 口腔正畸学 . 2 版 . 北京：北京大学医学出版社 .

葛立宏 , 2014. 儿童口腔医学 . 4 版 . 北京：人民卫生出版社 .

宫苹 , 2020. 口腔种植学 . 北京：人民卫生出版社 .

郭洪莲 , 2021. 正畸真的会变“牙套脸”吗？这才是真相 . 保健文汇 , 2.

何三纲 , 2020. 口腔解剖生理学 . 北京：人民卫生出版社 .

黄静华 , 刘洋 , 刘宏伟 , 等 , 2011. 糖尿病患者及糖调节受损人群患龋状况的比较研究 . 中华老年口腔医学杂志 , 9(5): 282–285.

赖气治 , 谢美玉 , 黄美丽 , 2023. 健康教育对慢性牙周炎合并糖尿病患者治疗依从性及血糖水平的影响效果分析 . 糖尿病新世界 , 10: 122–125.

李敏 , 2022. 糖尿病及非糖尿病患者在口腔病损方面的对比研究 . 中国卫生产业 , 4: 140.

李小兵 , 2022. 中国儿童错𬌗畸形早期矫治—专家共识及病例解析 . 成都：四川大学出版社 .

李艳玲 , 田彦卿 , 魏云英 , 等 , 2017. 老年 2 型糖尿病患者口腔黏膜病变的调查 . 中华老年学杂志 , 37(8): 4137–4139.

李玉姣 , 王玮 , 潘雅婷 , 等 , 2023. 2 型糖尿病患者龈上菌斑致龋菌分布与功能研究 . 口腔疾病预防 , 31(5): 321–327.

刘镇凡 , 梁晓 , 2014. 口腔疾病与糖尿病关系的研究进展 . 医学信息 , 27(8): 664–665.

鲁晓琪，李淑娟，2023. 糖尿病和牙周炎的骨代谢关系的研究进展。河北医科大学学报，44(4): 484–488.

孟焕新，2020. 牙周病学 . 北京：人民卫生出版社 .

齐小秋，2008. 第三次全国口腔健康流行病学调查报告 . 北京：人民卫生出版社 .

秦满，2015. 儿童口腔科诊疗指南与护理常规 . 北京：人民卫生出版社 .

秦满，2017. 儿童口腔科临床操作教程：一步一步教你做临床 . 北京：人民卫生出版社 .

石四箴，2008. 儿童口腔医学 .3 版 . 北京：人民卫生出版社 .

石学雪，高晋华，任秀云，2023. 伴糖尿病的牙周炎诊疗策略 . 中华口腔医学杂志，58(6): 615–620.

宋小健，袁慧娟，2023. 口腔菌群介导糖尿病并发口腔疾病的研究进展 . 四川生理科学杂志，45(2): 373–376.

孙晓宇，2017. 老年人进行口腔保健的意义 . 心理医生，23(12): 316–317.

汤梓艳，王晓霞，杨泓，等，2023. 北京社区人群 2 型糖尿病血糖控制状态与牙周炎的相关性研究 . 北京口腔医学，31(4): 274–278.

陶旭，范丽凤，晋敏，等，2005. 糖尿病患者合并牙周病变的观察及启示 . 护理学杂志，20(5): 30–31.

田杰，2016. 100 例糖尿病与非糖尿病患者口腔疾病的比较 . 糖尿病新世界，12: 57–58.

万乾炳 . 2021. 全瓷修复技术 . 2 版 . 北京：人民卫生出版社 .

王美青，2006. 现代殆学 . 北京：人民卫生出版社 .

王美青，2012. 口腔解剖生理学 . 北京：人民卫生出版社 .

王萌萌，李国瑞，2023. 糖尿病患者口腔菌群及卫生健康状况研究 . 工业微生物，53(2): 55–57.

王梦醒，王欣，张志，等，2013. 糖尿病儿童唾液中龋病和牙周病相关因子的研究 . 中华口腔医学杂志，48(9): 545–549.

王梦醒，赵丽萍，张志，2014. 糖尿病儿童口腔健康状况调查研究 . 中国实用口腔科杂志，7(6): 349–356.

王佩佩，华飞，黄霞，等，2023. 2 型糖尿病伴慢性牙周炎患者的口腔菌群微环境研究进展 . 实用医学杂志，39(10): 1320–1324.

王天虎，2021. 注重牙齿护理，让正畸治疗更顺利！保健文汇 .

王霞霞，2020. 佩戴正畸矫治器期间注意事项 . 饮食科学 (下半月), 9.

王兴，2018. 第四次全国口腔健康流行病学调查报告 . 北京：人民卫生出版社 .

徐樱华，2011. 徐樱华实用殆学 . 北京：科学技术文献出版社 .

杨坤，温建军，肖伟，等，2019. 老年 2 型糖尿病患者口腔健康知识及行为水平及影

响因素探讨 . 全科口腔医学杂志 , 5(2)：68–70.
杨筱荣 , 陈宁 , 吴国英 , 2002. 糖尿病并发白色念珠菌口炎的诊断和治疗 , 28(12): 939.
依貂 , 2013. 关爱牙齿健康 . 糖尿病新世界 , 9: 36–38.
于普林 . 老年医学 . 北京：人民卫生出版社 .
曾晓娟，高学军 , 2019. 共同危险因素策略下的口腔疾病防控 . 中华口腔医学杂志，54(11):721–726.
赵宁 , 房兵 , 2024. 正畸治疗与颞下颌关节紊乱病的研究进展 . 口腔医学 , 44(1): 20–23.
赵铱民 , 2020. 口腔修复学 . 8 版 . 北京：人民卫生出版社 .
支方静 , 莫水学 , 2011. 切牙区黑三角与正畸治疗的研究进展 . 国际口腔医学杂志 , (5).
周鸿运，王殿辉，安文娟，等 , 2023. 糖尿病与口腔菌群相关性的研究进展 . 糖尿病新世界 , 3: 190–193.
周荣静，吴红崑，周学东 , 2007. 糖尿病与龋病的相关性研究 . 国际口腔医学杂志，34(2): 84–86.
周永胜 , 2022. 现代口腔修复学规范诊疗手册 . 北京：北京大学医学出版社 .
朱锦怡 , 龚衍吉 , 郑芳杰 , 等 , 2024. 咬合异常与颞下颌关节紊乱症的关系再思考 . 口腔医学 , 44(1): 24–30.
Akintoye S O, Greenberg M S, 2005. Recurrent aphthous stomatitis. Dent Clin North Am, 49(1):31–47.
Chattopadhyay A, Chatterjee S, 2007. Risk indicators for recurrent aphthous ulcers among adults in the US. Community Dent Oral Epidemiol, 35(2):152–159.
Klasser GD, Epstein JB, 2011. Burning mouth syndrome: A challenge for dental practitioners and patients. Gen Dent, 59(3):210–220.
Messadi DV, Younai F, 2010. Aphthous ulcers. Dermatol Ther, 23(3):281–290.
Payeras MR, Cherubini K, Figueiredo MA, et al, 2013. Oral lichen planus: focus on etiopathogenesis. Arch Oral Biol, 58(9): 1057–1069.
Shen ZY, Liu W, Feng JQ, et al, 2011. Squamous cell carcinoma development in previously diagnosed oral lichen planus: de novo or transformation. Oral Surg Oral Med Oral Pathol Oral Radiol Endod, 112(5):592–596
Wang H, Zhang D F, Han Q, et al, 2016. Role of distinct CD4(+)T helper subset in pathogenesis of oral lichen planus. J Oral Pathol Med, 45(6):385–393.
Wutzler P, Doerr HW, Farber I, et al, 2000. Seroprevalence of herpes simplex virus type 1 and type 2 in selected German populations–relevance for the incidence of genital herpes. J Med Virol, 61(2):201–207.